医疗美容技术系列教材

美容解剖与生理

主　编　刘　强　程跃英　熊　蕊
副主编　李　娟　杨金鸽

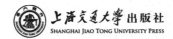

上海交通大学出版社
SHANGHAI JIAO TONG UNIVERSITY PRESS

内容提要

　　本书是为满足市场经济发展对医学美容技术人才培养的需求,以适应高等职业教育改革,本着"满足专业需要,突出学科融合"的原则,将医疗美容技术专业实践中需要的人体解剖学、人体生理学知识与生活美容、美容保健知识融合在一起,将人体基本组织、系统解剖和基本功能作为基础,强化美容解剖学内容,突出医学人体美的特点,重点对人体形态美和容貌美的组织和器官进行了描述。

　　本教材的编写思路以充分体现"实用、够用"的原则,教材在编写内容上做了大胆的调整,首先介绍解剖学与生理学的基本概念、人体基本的结构与功能单位以及人体的四大基本组织,进而在此基础上把皮肤的内容调整到运动系统之前,并加以重点介绍。而后在各章节又依照传统的人体解剖序列排序。从而使整个教材条理清晰,通俗易懂,便于初学者和美容从业人员学习掌握。

　　本书可作为美容技术专业的基础教材,也可供初、中级以上各级美容工作者阅读与参考。

图书在版编目(CIP)数据

美容解剖与生理/刘强,程跃英,熊蕊主编. 一上海:上海交通大学出版社,2014(2016重印)
ISBN 978-7-313-12013-7

Ⅰ. 美... Ⅱ. ①刘... ②程... ③熊... Ⅲ. 美容术—人体解剖学—人体生理学—高等职业教育—教材
Ⅳ. R622

中国版本图书馆CIP数据核字(2014)第204115号

美容解剖与生理

主　　编:刘　强　程跃英　熊　蕊
出版发行:上海交通大学出版社　　　　　　地　　　址:上海市番禺路951号
邮政编码:200030　　　　　　　　　　　　电　　　话:021-64071208
出　版　人:韩建民
印　　制:上海天地海设计印刷有限公司　　经　　销:全国新华书店
开　　本:787mm×1092mm　1/16　　　　印　　张:13.5
字　　数:282千字
版　　次:2014年9月第1版　　　　　　　　印　　次:2016年7月第3次印刷
书　　号:ISBN 978-7-313-12013-7/12
定　　价:33.00元

前　　言

　　医疗美容技术专业在我国美容行业是一个新兴的、增长潜力巨大的专业。根据中国美容经济年度报告，2004年，中国已有美容院154万家，美容从业者已达到1120万人，经劳动部门正式签发确认的美容教学机构673家，每年培训出来的各级美容师25万名；化妆品企业3750多家，其中一半以上为民营企业。而全国用于美容业投入和改造的资金大约在2000亿元以上，2005年，"美容经济"保持快速增长，整个美容美发行业产值接近4000亿元，还间接拉动数以千亿元的其他消费，美容美发已经成为了继房地产、汽车、电子通信和旅游之后的"第五大消费热点"。

　　为满足市场经济发展对医学美容技术人才培养的需求，以适应高等职业教育改革，《美容解剖与生理》本着"满足专业需要，突出学科融合"的原则，将医疗美容技术专业实践中需要的人体解剖学、人体生理学知识与生活美容、美容保健知识融合在一起，将人体基本组织、系统解剖和基本功能作为基础，强化美容解剖学内容，突出医学人体美的特点，重点对人体形态美和容貌美的组织和器官进行了描述。

　　本教材的编写思路以充分体现"实用、够用"的原则，教材在编写内容上做了大胆的调整，首先介绍解剖学与生理学的基本概念、人体基本的结构与功能单位以及人体的四大基本组织，进而在此基础上把皮肤的内容调整到运动系统之前，并加以重点介绍。而后在各章节又依照传统的人体解剖序列排序。从而使整个教材条理清晰，通俗易懂，便于初学者和美容从业人员学习掌握。

　　本书由湖北职业技术学院刘强、程跃英、熊蕊担任主编，四川国际标榜职业学院李娟、江西高等医学专科学校杨金鸽担任副主编，参加编写的还有湖北职业技术学院徐静、四川国际标榜职业学院叶玲玲等。

　　在编写过程中，由于时间紧、水平有限，书中存在的错误与疏漏之处，恳请各位专家、老师和广大读者批评指正。

编　者

2014 年 10 月

目　　录

绪　　论

一、美容解剖与生理的研究内容与目的

人体解剖学是研究正常人体的形态结构及其发展规律的科学。人体生理学是以人体的生命活动现象和机体各个组成部分的功能为研究对象的一门科学。美容解剖与生理是在人体解剖学和人体生理学的基础上，为了改善和塑造人类外在形象而进行的对正常人体形态结构以及各系统、器官和细胞正常活动的研究。其目的在于使学习者掌握正常人体形态结构和功能的基本理论、知识和技能，为美容专业技术课程及后续美容行为奠定必要的医学基础。

二、学习美容解剖与生理的观点与方法

美容解剖与生理是建立在人体解剖学与人体生理学上的基础学科，因此，在学习时应当在人体解剖学的基础上研究人体相关细胞、组织和器官的功能，突出与美容相关的内容。学习时应持以下基本观点：

(1) 局部与整体相统一的观点。人体是一个有机的整体，各器官系统都是整体的一部分。人体各部之间、局部与整体之间、形态结构与功能之间，都是互相联系、互相影响、互相依存、互相制约，从而成为一个和谐的整体。

(2) 结构与功能相统一的观点。人体的形态结构是功能的物质基础。一定的形态结构表现出一定的功能，而功能的变化又可影响着形态结构的发展和变化。

(3) 理论与实践相统一的观点。美容解剖与生理是涉及人体的形态结构和功能活动，名词概念多，形态结构复杂，需要理解和记忆的知识多。因此，在学习中必须树立正确的学习态度和科学思维，理论联系实际，在理解的基础上进行记忆，从而达到学会与应用。

三、人体的组成、分部与体型分类

(一) 人体组成

细胞是构成人体最基本的结构和功能单位。组织是由形态结构相似、功能相近的细胞和细胞间质构成的细胞群体。人体的四大基本组织包括上皮组织、结缔组织、肌组织和神经组织。器官是由多种组织构成并具有一定形态和功能的结构。系统是指众多形态不同的器官，共同完成某种连续的生理功能的组合。人体的九大系统包括运动系统、消化系统、呼吸系统、

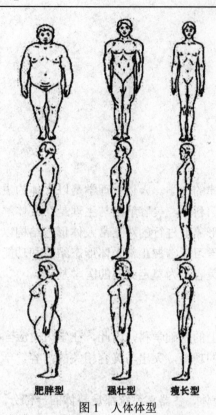

肥胖型　　强壮型　　瘦长型
图 1　人体体型

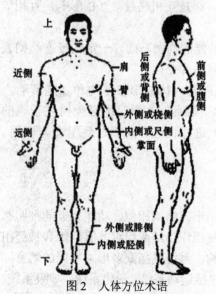

图 2　人体方位术语

泌尿系统、生殖系统、循环系统、感觉器、内分泌系统和神经系统。

(二) 人体分部

人体可分为头、颈、躯干和四肢四个部分。头的前面称面,颈的后面称项。躯干的前面分为胸部、腹部、盆部和会阴;后面的上部为背,下部为腰。四肢分上肢和下肢,上肢又分为肩、臂、前臂和手;下肢分为臀、股、小腿和足等部分。

(三) 人体体型的分类方法

体型是人体的外形特征与体格类型的总称。由于种族、遗传、环境、职业、年龄、营养和生活习惯的不同,每个人的高矮、胖瘦、健康状况和器官形态、位置也略有差异。一个人的体型并非一成不变,而是随着上述因素的不断变化而变化。体型的分类主要有希尔顿法、希斯-卡特法和体型指数法,但基本都是表现为三种体型(见图 1):瘦长型(头较大,四肢短小,腹围大于胸围)、肥胖型(头小,颈细,四肢相对较长,胸围大于腹围)、强壮型(介于前两者之间)。

四、常用解剖学术语

为了描述人体各器官的形态结构和位置关系,国际的标准解剖学姿势和方位术语如下:

(一) 解剖姿势

身体直立,两眼平视,上肢下垂,掌心向前,下肢并拢,足尖向前。

(二) 方位术语(见图 2)

(1) 上和下。近头为上,近足为下。

(2) 前和后。近胸、腹为前,近腰、背为后。

(3) 内侧和外侧。近正中线为内侧,反之为外侧。

(4) 内和外。对空腔器官而言,近腔为内,远腔为外。

(5) 浅和深。近皮肤或器官表面为浅，反之为深。

(6) 近侧和远侧。对四肢而言，近躯干为近侧，反之为远侧。

(三) 切面术语(见图3)

1. 面

(1) 矢状面。沿前后方向将人体分为左右两部分的纵切面。

(2) 冠状面。将人体分为前后两部分的纵切面。

(3) 水平面。又称横断面。将人体分为上、下两部分的切面。

2. 轴

(1) 矢状轴。为前后方向的水平线。

(2) 冠状轴。为左右方向的水平线。

(3) 垂直轴。为上下方向的垂直线。

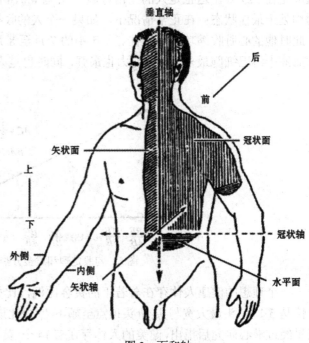

图 3　面和轴

五、人体美与黄金分割律

在画家眼中，人体美的标准是：头长是身长的 1/8，肩宽是身高的 1/4，跪高等于身高的 3/4，大腿的正面宽等于脸宽，乳房与肩胛骨在同一水平面上(见图4)。

黄金分割定律是在两千多年前(公元前 6 世纪)由古希腊哲学家和数学家毕达哥拉斯所发现，后来被古希腊的美学家柏拉图誉为黄金分割定律(见图5)。

0.618 这一比值，被广泛应用于各个领域。在人体，感觉最舒适的环境

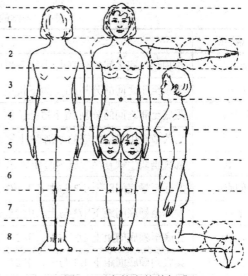

图 4　画家的人体美标准

温度是在 22.8℃，这正是人的正常体温 37℃ 与 0.618 的乘积，此时机体的生理功能、新陈代谢均处于最佳状态；在正常情况下，如果一个人的收缩压与 0.618 的乘积等于其舒张压，那么此时他的心脏收缩功能也最佳。一年中的 7 月至 8 月间正是 12 个月的 0.618 之时，此时人体血液中淋巴细胞最多，免疫能力也最强，同时也是人类性欲最佳、生育能力最强的时间等。

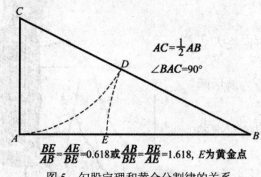

$$AC=\frac{1}{2}AB$$
$$\angle BAC=90°$$

$$\frac{BE}{AB}=\frac{AE}{BE}=0.618 \text{ 或 } \frac{AB}{BE}=\frac{BE}{AE}=1.618, E \text{ 为黄金点}$$

图 5　勾股定理和黄金分割律的关系

　　一个理想的健康人体存在着若干的黄金比例，比如，以脐为分割点，上半身与下个身之比恰是 5：8；头最大宽与头高(头顶点至颏下点)之比近似 0.618，等等。我国学者孙少宣和彭庆星经过潜心研究后指出，健美的人体存在着 14 个"黄金点"(见表 1、图 6)、12 个"黄金矩形"(见表 2)和 3 个"黄金指数"(见表 3)。

表 1　人体的黄金点

黄 金 点	位　　　　置
脐点	头顶至足底之间的分割点(上短下长)
喉结点	头顶至脐之间的分割点(上短下长)
膝关节点	足底至脐之间的分割点(下短上长)
肘关节点	肩关节至中指尖之间的分割点(上短下长)
乳头点	乳头垂线上锁骨至腹股沟的分割点(上短下长)
眉间点	发际至颏底间距上 1/3 与中、下 2/3 之分割点
鼻下点	发际至颏底间距下 1/3 与上、中 2/3 之分割点
唇珠点	鼻底至颏底间距上 1/3 与中、下 2/3 之分割点
颏唇沟正中点	鼻底到颏底间距下 1/3 与上、中 2/3 之分割点
左(右)口角点	口裂水平线左(右)1/3 与右(左)2/3 之分割点，即口裂平面的面宽约等于 3 个口裂长

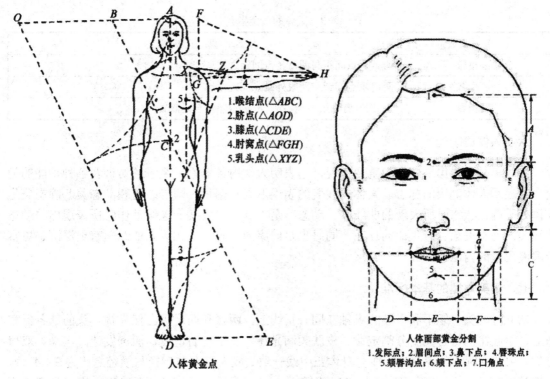

1. 喉结点(△ABC)
2. 脐点(△AOD)
3. 膝点(△CDE)
4. 肘窝点(△FGH)
5. 乳头点(△XYZ)

人体黄金点

人体面部黄金分割
1. 发际点；2. 眉间点；3. 鼻下点；4. 唇珠点；
5. 颏唇沟点；6. 颏下点；7. 口角点

图6　人体黄金点

表2　人体的黄金矩形

黄　金　矩　形	计　算　方　法
躯干轮廓	躯干的宽与高之比
面部轮廓	睑裂水平线的面宽与发际至颏底的面高之比
鼻部轮廓	两鼻翼点间距(宽)与鼻根至鼻底(高)之比
头部轮廓	头宽(左、右颧弓突点)间距与头高之比
唇部轮廓	静态时，上、下唇峰间距(宽)与口角间距(长)之比
手部轮廓	五指并拢手的宽(掌指关节处)与长(腕远纹至示指
上颌中切牙、侧切牙和尖牙(左、右各3个)轮廓	最大近远中径(宽)与牙合龈径(长)之比

表3 人体的黄金指数

黄 金 指 数	计 算 方 法
鼻唇指数	两鼻翼点间距与两口角点间距之比
目唇指数	两口角点间距与两眼外眦点间距之比
四肢指数	上肢长(肩峰至中指尖)与下肢长(髂嵴至足底)之比

六、人体曲线美

曲线美是人体第二性征的重要体现,它表明人体内各器官、系统的协调及各种功能的健全,是显示人体健康的标志。人体曲线美的表现形式有两种,即静态美和动态美。静态美是人体处于静止状态时所表现的曲线美。动态美是人体在完成某一连续动作时所表现出的动态曲线美。动态美意味着生命的存在,同时也是健康的标志,故比静态曲线美有更深沉、更富于浪漫色彩的内涵。

七、健美体型的基本标准

站立时,头、躯干和下肢的纵轴在同一垂线上,两膝和两足可自然靠拢。头面部各器官和上、下肢比例符合黄金分割定律。皮肤柔润光泽,皮下脂肪适量、肌肉发达、丰满。双肩对称,男宽女圆。各棘突尖连线与身体正中线一致。成人脑廓前后径与横径之比为3∶4,背部略呈"V"形。女性乳房挺拔呈半球状(乳房的高度是乳房基底直径的1/2),富有弹性,不下垂。腹部扁平不突出,腰细而圆实。臀部圆而结实,上股粗壮,小腿三头肌明显。胸围∶腰围∶臀围符合3∶2∶3的比例。体重符合或接近标准体重。

八、生命活动的基本特征

(一) 新陈代谢

机体与周围环境之间进行物质交换和能量交换以实现自我更新的过程,称为新陈代谢。在新陈代谢过程中,同化作用是指机体不断从外界摄取氧气和营养物质,并将其转化成自身成分,以实现生长发育和组成成分的更新,同时储存能量。异化作用是指体内的组成成分不断地分解,转化成代谢终产物,并将其排出体外,同时释放能量供机体利用。

新陈代谢过程中物质的合成与分解,称为物质代谢。在物质代谢的过程中,同化作用时机体以合成大分子的方式将能量储存起来;在异化作用时又释放出能量,这种伴随物质代谢中能量的释放、转化、储存和利用,称为能量代谢。

新陈代谢过程中,同化作用与异化作用是对立统一、相互制约的;物质代谢与能量代谢是密切相关、相互依存的。机体通过新陈代谢既为其生长、发育和组织的增生、修复提供物质基础，又为一切生命活动提供了必需的能源，所以说，机体的一切生命活动都建立在新陈代谢的基础上，新陈代谢一旦停止，生命也随之结束。

(二) 兴奋性

细胞或机体能感受环境条件变化而发生相应变化的能力或特性。能引起细胞或机体发生反应的各种内外环境的变化，称为刺激。由刺激引起的细胞或机体活动的改变称为反应。

刺激与反应是相互依存的概念，同时也是因果关系，刺激为因，反应为果，只有刺激作用于机体才能引起反应，而机体发生的反应又必然是刺激所造成的结果。

九、人体功能活动的调节

(一) 人体与环境

环境是机体赖以生存和发展的必要条件。人体生存的环境分为外环境和内环境。外环境分为自然环境和社会环境。内环境即细胞外液，如血浆、组织液、淋巴液、脑脊液、房水等。环境的变化必然影响着人体的生存与发展。

内环境各种理化因素保持质和量的相对稳定状态，称为稳态。稳态在机体内各种调控机构的作用下维持着一种动态的平衡。如果内环境某种条件变化过大，不能及时纠正，则疾病就会发生甚至危及生命。

(二) 人体功能活动的调节与反馈

机体各功能系统是紧密配合、相互协调的，同时机体又对复杂多变的环境变化做出适应性的反应，这些都是通过机体的调节来完成的。

1. 人体功能活动的调节　人体功能活动的调节主要有 3 种方式：

(1) 神经调节：神经调节是指中枢神经系统的活动通过神经纤维的联系对机体各部分所进行的调节，通过反射实现。反射是指在中枢神经系统参与下，机体对刺激做出具有适应意义的反应。如叩击髌韧带会引起膝跳反射(图 7)。

(2) 体液调节：体液调节是指体液因素(激素和某些化学物质)，通过血液和其他体液运送到相应的组织器官而调节其活动的过程。如垂体对肾上腺分泌的调节就是通过血液循环将垂体激素运输到肾上腺的。

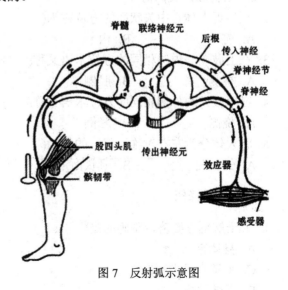

图 7　反射弧示意图

(3) 自身调节：自身调节是指内、外环境变化时，人体的器官、组织、细胞不依赖神经或体液而由自身产生的适应性反应。如肾脏的血流量在一定范围内不随血压的高低而改变。

3 种调节方式各有特点。神经调节具有迅速、准确、持续时间短的特点，适用于快速变化的生理过程，如对躯体和内脏活动的调节。体液调节具有缓慢、广泛、作用持久的特点，如生长发育、生殖等。自身调节的特点是常局限于一个器官或是一小部分组织、细胞，调节准确而稳定，调节幅度小，不很灵敏，但对人体功能活动的相对稳定仍有重要作用。其中神经系统的作用始终处于主导地位。

2. 人体功能活动的反馈　机体各种生理反应的统一、完整、稳定和协调，以及与环境之间的相对平衡，是由于人体内存在着反馈机制。反馈是指被调节者反过来影响调节者的过程。此影响若是调节者的调节效应增强，称为正反馈，反之称为负反馈。

自 我 检 测

一、单项选择题

1. 关于解剖学姿势，下列描述不正确的是(　　)。
   A. 身体直立　　　　　　　　　　　B. 两眼平视正前方
   C. 手背和足尖向前　　　　　　　　D. 手掌和足尖朝前
2. 更靠近人体正中矢状面的方位称为(　　)。
   A. 前　　　　　　B. 内　　　　　　C. 内侧　　　　　　D. 近侧
3. 在上肢，与内侧相同的方位术语又称(　　)。
   A. 桡侧　　　　　B. 胫侧　　　　　C. 尺侧　　　　　D. 腓侧
4. 在下肢，与外侧相同的方位术语又称(　　)。
   A. 桡侧　　　　　B. 胫侧　　　　　C. 尺侧　　　　　D. 腓侧
5. 将人体分为左右对称两部分的面为(　　)。
   A. 矢状面　　　　B. 冠状面　　　　C. 水平面　　　　D. 正中矢状面

二、多项选择题

1. 关于解剖学姿势，正确的是(　　)。
   A. 身体直立　　　　　　　　　　　B. 两眼平视正前方
   C. 手掌和足尖朝前　　　　　　　　D. 上肢下垂于躯干两侧
   E. 下肢并拢

2. 人体的基本组织有(　　)。

  A. 结缔组织　　　　B. 肌组织　　　　　C. 上皮组织　　　　D. 神经组织

  E. 骨组织

3. 描述与人体正中矢状面相对位置关系的方位术语有(　　)。

  A. 内　　　　　　　B. 外　　　　　　　C. 内侧　　　　　　D. 外侧

  E. 近侧

4. 描述空腔器官离空腔远近关系的方位术语有(　　)。

  A. 内　　　　　　　B. 外　　　　　　　C. 内侧　　　　　　D. 外侧

  E. 远侧

5. 属于人体主要系统的是(　　)。

  A. 运动系统　　　　B. 消化系统　　　　C. 生殖系统　　　　D. 内分泌系统

  E. 神经系统

第一章　细胞和基本组织

第一节　细　　胞

人体形态结构和生理功能的基本单位是细胞。一切生理活动都是在细胞功能的基础上进行的。人体的细胞数以亿计，大小不同，直径只有几微米到十几微米，必须借助显微镜才能观察到。细胞的形态各异，各有不同，但均与其功能及所处环境相适应。如肌细胞是梭形或圆柱形等。细胞由三个基本部分组成，即细胞膜、细胞质和细胞核。

一、细胞膜

(一) 细胞膜的结构和组成

细胞膜又称细胞质膜、质膜，为细胞外周的薄层半透膜，厚度约为 7.5nm，主要由类脂、蛋白质和少量糖类组成。其中脂质含量最多，其次为蛋白质和糖类。在电子显微镜下，可见细胞膜由外、中、内三层，内、外两层因电子密度高而呈深色，中层电子密度低而呈浅色，此三层结构的膜又称为单位膜(见图 1-1)。在进行皮肤保养时，所有对细胞的保养产品必须经过细胞膜才能起到相应的作用。

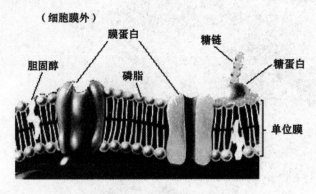

图 1-1　细胞膜模式图

细胞膜的结构目前最为广泛的是液态镶嵌模型学说，即细胞膜是以液态的脂质双分子层为基架，其中镶嵌着具有不同结构和功能的蛋白质。类脂分子的双层膜通透性很低，起隔膜作用。膜上的蛋白质分子，或嵌于类脂双层分子之间，称为镶嵌蛋白质；或附着在类脂双层分子表面，称为附着蛋白质。糖分子与蛋白质结合在一起，称为糖蛋白；与类脂分子结合在一起，称为糖脂。

镶嵌蛋白具有多种功能，附着蛋白与细胞变形、吞噬、吞饮等有关，糖蛋白和糖脂与细胞的标识及抗原性有关。

(二) 细胞膜的功能

细胞膜的功能主要有两个方面，即转运功能和受体功能。

1. 细胞膜的物质转运功能　细胞与周围环境进行物质交换，物质进出细胞膜的方式称为细胞膜的转运，其方式主要有以下几种：

(1) 单纯转运。脂溶性物质顺浓度差扩散，即由高浓度一侧向低浓度一侧扩散的过程，称为单纯扩散。细胞两侧该物质的浓度差越大，细胞膜对该物质通透性越高，则该物质的扩散就越快越多；反之则越慢越少。如氧气、二氧化碳等。

(2) 易化扩散。非脂溶性物质在细胞膜上蛋白质的帮助下，顺浓度差或电位差跨膜扩散的过程，称为易化扩散。如钾离子、钠离子、钙离子及葡萄糖等。

(3) 主动转运。离子或小分子物质在细胞膜上蛋白质的帮助下，逆浓度差或电位差的耗能性跨膜转运的过程，称为主动转运。这种耗能的转动过程，可以维持细胞膜内外离子分布不均匀和浓度差的存在，形成一定的势能，对维持细胞的兴奋性有重要意义。如细胞膜上的钠泵维持了膜内高钾和膜外的高钠，建立起一种势能贮备，为生物电现象奠定物质基础。

(4) 出胞和入胞。大分子物质或物质团块是通过出胞和入胞的方式实现进出细胞的，属于耗能性主动转运。出胞是细胞把大分子物质或团块由细胞内排出到细胞外的过程。如消化腺分泌消化酶等。入胞是指细胞外的大分子物质或团块物质进入细胞内的过程。固体物质入胞被称为吞噬，液体物质入胞被称为吞饮。

2. 细胞膜的受体功能　受体是细胞膜上或细胞内的一类特殊蛋白质，它们能与体液中某些化学物质结合而产生特定的生理效应。分布在细胞膜上的受体叫膜受体，分布在细胞质内的受体叫胞质受体，分布在细胞核上的叫胞核受体。

凡能与受体结合并产生效应的物质统称为配体，如激素、神经递质、药物等。受体与配体就像锁与钥匙的关系，有严格的选择性。

二、细胞质和细胞器

细胞质是在细胞膜和细胞核之间的成分，主要包括基质和细胞器(见图 1-2)。基质是细胞质中充填于其他有形结构之间的半透明均质胶体物质，是细胞质的基本组成部分，其主要成分是脂质、蛋白质、糖、无机盐、酶和水等。细胞器是位于细胞质内具有一定形态和化学组成，并具有特定功能的结构单位。

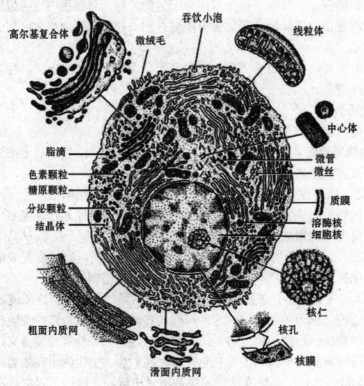

图 1-2　细胞的超微结构

主要的细胞器有：

(1) 线粒体：光学显微镜下呈线状、粒状或杆状，电子显微镜下呈双层单位膜形成的囊状结构。它是细胞内产生 ATP 的重要部位，故被称为人体的□供能站□细胞生命活动所需要的能量约 95% 来自于线粒体。

(2) 核糖体：由核糖核酸和蛋白质构成的椭圆形粒状结构。分为游离核糖体和附着核糖体两类。它是细胞内合成蛋白质的主要场所。

(3) 内质网：分为表面附着核糖体的粗面内质网和表面无核糖体附着的滑面内质网。其主要功能是合成脂类和转运蛋白质，是细胞内蛋白质的"加工厂"。

(4) 高尔基复合体：由扁平囊、小囊泡和大囊泡组成。主要功能是对细胞的分泌物进一步加工、浓缩并参与细胞的分泌。

(5) 溶酶体：内含多种水解酶的扁平囊状小泡或小体，主要功能是消化分解细胞内衰老或损坏的消化器，也消化分解细胞吞噬的病原微生物，在细胞内有消化、防御、保护等作用。故被称为细胞内的"消化器"。

(6) 中心体：由中心粒和中心球组成。具有复制能力，参与细胞分裂。

三、细胞核

细胞核是细胞遗传和代谢活动的控制中心，内部有遗传物质。大多数细胞为单核，少数细胞为双核或多核。细胞核位置一般位于细胞中央，也有偏于一侧。细胞核的形态多种多样，有球形、椭圆形、不规则形等。细胞核由核膜、核基质、染色质和核仁组成。

(一) 核膜

核膜包于核的表面，其上有孔，称为核孔，是细胞质和核基质相连和进行物质交换的通道。核膜由两层单位膜组成，核膜包绕染色质和核仁，形成核内微环境，对细胞遗传物质起保护作用。细胞分裂时，核膜消失。

(二) 核基质

核基质又称核液，是透明液态的无定形基质，含水、各种酶和无机盐等，为核内的代谢提供一个适宜的环境。核基质内的纤维状蛋白组成的骨架系统，即核骨架。

(三) 染色质和染色体

染色质是由核酸和蛋白质构成的核蛋白复合体，主要化学成分为DNA、组蛋白、非组蛋白和少量RNA。在细胞分裂过程中，染色质高度螺旋化缩短变粗，形成棒状结构，称为染色体。由于DNA分子中含有许多遗传基因，因此染色体是遗传物质的载体。

机体染色体的数目是恒定的。人类染色体为23对，其中常染色体为22对，性染色体为1对。每对常染色体1条来自父方，1条来自母方，两条染色体在形态结构上相似，称为同源染色体。性染色体在男性与女性之间是有区别的，女性为2条X染色体，男性是1条X染色体和1条Y染色体。成熟的生殖细胞只有23条染色体，称单倍体。故受精卵在染色体数目上保持了与母体的一致，即来自父方的23条染色体加上来自母方的23条染色体，构成了新生命的23对染色体，保证了遗传信息的连贯性。在细胞分裂中期，染色体的形状、数目、大小及其他特征若出现变异，则导致遗传疾病。

(四) 核仁

核仁是细胞核内合成核糖体的场所，其主要成分是核糖核酸(RNA)和蛋白质，主要功能是进行核糖体、RNA的合成。

四、细胞的增殖

细胞增殖是机体生长发育的基础，通过细胞增殖，不断产生新细胞以接替衰老、死亡细胞，从而保证生命活动的继续进行。细胞增殖是通过细胞分裂的方式实现的。

人体细胞分裂主要有两种：

(1) 有丝分裂。人体细胞的主要分裂方式。从上一次有丝分裂结束开始，到下一次有丝分裂结束，所经历的全过程，称为细胞增殖周期。细胞周期又分为分裂间期(细胞的生长阶段，主要进行 DNA 复制)和分裂期(复制并平分遗传物质给两个子细胞)。

(2) 减数分裂。又称成熟分裂，是人体生殖细胞在成熟过程中所发生的一种特殊的细胞分裂方式。其特点是：整个分裂过程包括两次连续的分裂，而 DNA 只复制一次，结果子细胞中染色体的数目比原来母细胞中的染色体数目(23 对)减少了一半(23 条)，故称减数分裂。意义在于单倍体的生殖细胞，经过受精的子代才能保持具有和亲代相同数目的染色体，使世世代代的遗传物质在数量上保持稳定。

第二节　基本组织

人体器官是由上皮组织、结缔组织、肌组织和神经组织有机地结合而成的，因此这四种组织又称为基本组织。

一、上皮组织

上皮组织由密集排列的细胞和少量的细胞间质所组成。细胞排列有极性，朝向腔面或体表的一面称为游离面；与深部结缔组织相连的一面称基底面。上皮组织内无血管，其营养靠深部结缔组织的毛细血管渗透供给，再生能力较强。根据分布和功能的不同，分为被覆上皮、腺上皮及感觉上皮。

(一) 被覆上皮

被覆上皮覆盖在人体的外表面或衬于体内各管、腔、囊内表面，其分类、结构与功能概括见表 1-1。

(二) 腺上皮

腺上皮具有分泌功能，它由腺细胞组成。以腺上皮为主要成分构成的器官称为腺。根据腺体有无导管及分泌物的运输途径，可分为外分泌腺和内分泌腺。有导管与上皮表面相连的，分泌物经导管排到身体表面或器官的管腔称为外分泌腺，如唾液腺等。无导管的，其分泌物直接进入血液的则称为内分泌腺，如肾上腺等。

(三) 感觉上皮

感觉上皮是具有接受特殊感觉功能的上皮组织，如味觉上皮、嗅觉上皮、视觉上皮和听觉上皮等。

表 1-1　被覆上皮的分类、结构和功能

分　类		分　布	结　构　特　点	功　能
按层次	按形态			
单层	单层扁平上皮	衬在胸腔、腹腔和心包腔内面或被覆在部分器官表面的称间皮；衬在心血管、淋巴管内面的称内皮	由一层扁平细胞构成，细胞多边形呈锯齿状，核为扁圆形，居中，侧面观，核梭形，胞质少(见图1-3)	表面光滑而利于液体流动，并可避免器官之间摩擦；薄面有利于物质交换
	单层立方上皮	甲状腺滤泡和肾小管等	由一层立方形细胞构成，核呈圆形，居中(见图1-4)	吸收、分泌
	单层柱状上皮	胃、肠、子宫黏膜等处	由一层棱柱状细胞构成，游离面有微绒毛便于吸收，侧面观为长方形，核椭圆形，靠近基底部(见图1-5)	吸收、分泌为主，保护
单层	假复层纤毛柱状上皮	呼吸道内表面	由锥形、杯形、梭形和柱状细胞组成。细胞基底部都位于同一基膜上，由于核不在同一水平面上，故看似多层细胞，称为假复层。游离面有纤毛，杯状细胞，可分泌黏液(见图1-6)	纤毛可节律性摆动，将含灰尘、细菌等的黏液推向咽部起到清洁保护作用
复层	复层扁平上皮	皮肤、口腔、食管和阴道等	由多层细胞组成。表层细胞为扁平形，中间数层为多角形细胞，基底为一层矮柱状细胞，具有分裂增殖能力，新生细胞向表面推移，以补充因衰老或损伤而脱落的表面细胞(见图1-7)	耐摩擦、起保护作用
	变移上皮	膀胱、输尿管	由多层细胞组成与复层扁平上皮相似，因所在器官处于扩张或收缩状态的不同而变化。所在器官充盈而扩张时，上皮层次变薄，排空而收缩时，上皮层次变厚，表层细胞呈立方形(见图1-8)	保护

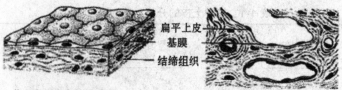

扁平上皮
基膜
结缔组织

单层扁平皮立体模式图　　　　血管、淋巴管内皮

图 1-3　单层扁平上皮

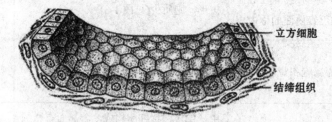

立方细胞

结缔组织

图 1-4　单层立方上皮

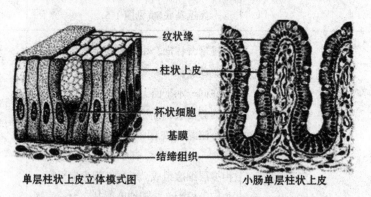

纹状缘
柱状上皮
杯状细胞
基膜
结缔组织

单层柱状上皮立体模式图　　　　小肠单层柱状上皮

图 1-5　单层柱状上皮

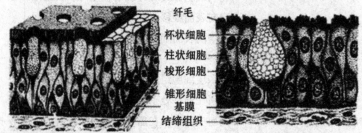

纤毛
杯状细胞
柱状细胞
梭形细胞
锥形细胞
基膜
结缔组织

假复层纤毛柱状上皮立体模式图　　　　气管黏膜上皮

图 1-6　假复层纤毛柱状上皮

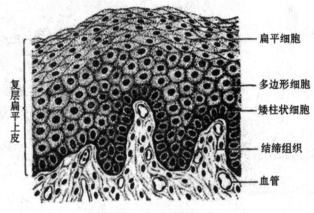

图 1-7　复层扁平上皮

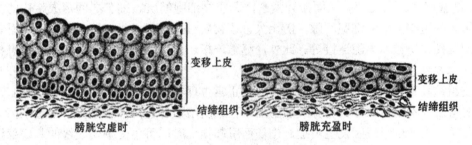

图 1-8　变移上皮

(四) 上皮组织的特殊结构

在上皮细胞的游离面、侧面和基底面常形成各种特殊结构(见图 1-9)与其生理功能相适应。其特殊结构主要有以下几种：

(1) 微绒毛。微绒毛是上皮细胞游离面的细胞膜伸出的微细指状突起，其内为细胞质。细胞质内的微丝，可使微绒毛伸长或变短。微绒毛的形成显著地扩大了细胞的表面积，增加其吸收的能力。如小肠上皮细胞的纹状缘就是由微绒毛密集排列而成。

(2) 纤毛。纤毛是上皮细胞游离面伸出的能摆动的较粗长突起，比微绒毛长。纤毛可有节律性地定向摆动，有利于分泌物及黏附物排出。如呼吸道大部分的腔面都有纤毛，可将吸入的灰尘和细菌排出。

(3) 基膜。基膜位于上皮基底面与深层结缔组织之间。基膜由薄层细胞间质组成，厚薄不等，是一种半透膜，有连接、支持和物质交换的作用。

(4) 质膜内褶。质膜内褶是上皮组织的细胞基底部的细胞膜向细胞质内陷而成，起扩大细胞面积的作用，有利于细胞与周围组织的物质交换。

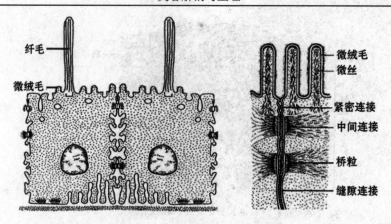

图 1-9　细胞间连接超微结构

（5）细胞连接。上皮细胞侧面排列紧密，无明显细胞间质。细胞之间形成特化的细胞连接，以封闭细胞游离面的细胞间隙，防止大分子物质进入深部组织，连接方式主要有紧密连接、中间连接、桥粒和缝隙连接等。此外，缝隙连接还可进行细胞间离子交换和信息传递。

(五) 上皮组织的再生与修复

上皮组织具有较强的再生与修复能力。在正常生理状态下，复层上皮的表浅细胞衰老、死亡、脱落后，不断由深部具有分裂能力的幼稚细胞增殖补充，使上皮保持动态平衡，这是生理性再生。当上皮组织因发生炎症、创伤而引起损伤时，可由受损伤边缘的基底部细胞增殖补充，逐渐覆盖创面分化成新的上皮，这属于病理性再生。上皮组织的再生与修复，受机体所处环境的条件影响。

二、结缔组织

结缔组织由细胞和细胞间质组成。细胞数量少，种类多，散在于细胞间质中，分布广泛，排列无极性，形态多样。细胞间质中有基质、纤维和组织液。根据形态和结构特点不同，结缔组织分为固有结缔组织、软骨组织、骨组织和血液。

(一) 固有结缔组织

固有结缔组织按结构和功能不同，分为疏松结缔组织、致密结缔组织、脂肪组织和网状组织。

1. 疏松结缔组织　疏松结缔组织中基质多，纤维少，结构疏松。纤维彼此交织成网，网眼中散布各种功能不同的细胞，在纤维与细胞之间充填基质(见图 1-10)。该组织有连接支持、防御保护、营养和创作修复等功能。

（1）细胞。主要有 5 种。

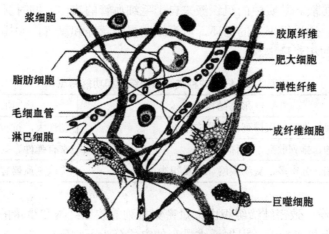

图 1-10 细胞间连接超微结构

① 成纤维细胞和纤维细胞：成纤维细胞和纤维细胞是处于不同功能状态的同一种细胞。成纤维细胞扁平多突，体积大，是功能处于活跃状态的细胞。胞质丰富，具有合成纤维和基质的功能。在人体生长发育和组织损伤时，成纤维细胞大量增生，分泌基质，形成纤维，以使组织再生和修复。纤维细胞较小，细胞器不发达，是功能处于相对静止状态的细胞，在机体成长和组织修复过程中可转化为成纤维细胞。

② 巨噬细胞：来源于血液中的单核细胞。巨噬细胞形态多样，胞质丰富，形态因功能不同而变化。当炎症或其他刺激时，可产生活跃的变形运动，具有很强的吞噬能力。能吞噬细菌、异物和衰老死亡的细胞，起防御和免疫作用。

③ 浆细胞：来源于 B 淋巴细胞，细胞呈卵圆形或圆形，核常位居一侧，胞质丰富，可合成和分泌免疫球蛋白(简称 Ig)，参与体液免疫反应。

④ 肥大细胞：体积较大，细胞呈圆形或椭圆形，核较小而圆，胞质内充满粗大的颗粒，颗粒内含有肝素、组胺和白三烯等。肝素有抗凝血作用。组胺和白三烯可使毛细血管和微静脉通透性增加，使细支气管平滑肌收缩甚至痉挛，在皮肤表现为荨麻疹，在细支气管可引起通气不畅，导致哮喘。

⑤ 脂肪细胞：胞体较大，呈球形或卵圆形。细胞内含有脂滴，具有合成、贮存脂肪的作用，脂肪氧化分解可释放热能。

(2) 细胞间质。包括纤维和基质。

① 纤维：根据纤维的种类、形态结构和功能特点，分为胶原纤维、弹性纤维和网状纤维(见表 1-2)。

② 基质：是无色透明的胶状物质，充满于纤维与细胞之间。它可结合蛋白质和多糖形成

分子筛，限制细菌扩散。基质中的组织液来自于毛细血管的渗出，同时又不断地经毛细血管和毛细淋巴管回流。通过组织液的循环，可为细胞提供营养和氧气，并排除代谢产物和二氧化碳，维持内环境的相对稳定。

表 1-2　纤维的种类、形态结构和功能特点

纤维种类	形态结构特点	功能特点
胶原纤维	主要纤维，成束排列，又称白纤维	韧性大，抗拉力强
弹性纤维	纤细、排列散乱，又称黄纤维	富有弹性、韧性差
网状纤维	很细、分支多、交织成网、数量很少	构成造血器官支架

2. 致密结缔组织　致密结缔组织由大量密集排列的胶原纤维和少量的细胞及基质组成，具有连接、支持和保护等功能。根据纤维排列的方式分为不规则致密结缔组织和规则致密结缔组织，皮肤中的真皮网状层就是由不规则的致密结缔组织构成。

3. 脂肪组织　脂肪组织由大量脂肪细胞组成。脂肪细胞间由疏松结缔组织分隔成许多小叶。根据脂肪细胞结构和功能不同，可分为黄色脂肪组织(又称为白色脂肪组织)和棕色脂肪组织。黄色脂肪组织主要分布于皮下组织、大网膜，具有贮脂、保温、缓冲外界压力和参与脂肪代谢的功用等。棕色脂肪组织主要分布于新生儿，可迅速氧化产生热能。

4. 网状组织　网状组织由网状细胞、网状纤维和基质组成。主要分布于造血器官、淋巴组织和淋巴器官等处，为细胞生存和发育构成微环境。

(二) 软骨组织和软骨

软骨组织由软骨细胞、基质及纤维构成。软骨细胞分布与其发育程度有关，位于软骨表面的细胞较为幼稚，位于深面的细胞较为成熟，且常成群分布。软骨基质呈凝胶状，软骨纤维主要是胶原纤维和弹性纤维，埋于基质内，使软骨具有韧性和弹性。

软骨由软骨组织和软骨膜组成。软骨组织不含血管，其营养由软骨膜血管供应。软骨膜由致密结缔组织构成，覆盖于软骨表面，富含血管，对软骨有保护、营养和生长作用。软骨根据基质中的纤维成分不同，可分为透明软骨、弹性软骨和纤维软骨(见图 1-11)，所含纤维成分与分布见表 1-3。

表 1-3　三种软骨的结构和分布

软骨类型	纤维成分	分布
透明软骨	少量胶原纤维	主要分布于呼吸道软骨、肋软骨、关节软骨等处
弹性软骨	大量弹性纤维	主要分布于耳廓、外耳道和会厌等处
纤维软骨	大量胶原纤维束	主要分布于椎间盘、耻骨联合和关节盘等处

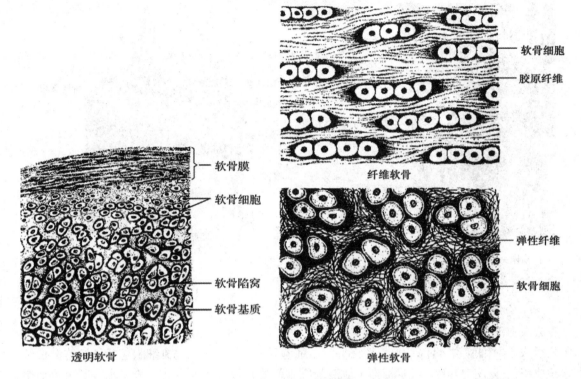

图 1-11　软骨的分类

软骨膜

软骨细胞

软骨陷窝

软骨基质

透明软骨

软骨细胞

胶原纤维

纤维软骨

弹性纤维

软骨细胞

弹性软骨

(三) 骨组织和骨

　　骨组织由细胞和钙化的细胞间质构成。骨组织的细胞有 4 种，即骨原细胞、成骨细胞、破骨细胞和骨细胞(见图 1-12)。骨原细胞是骨组织的干细胞，分布于骨组织表面，当骨组织生长或修复时，可分裂分化为骨细胞。成骨细胞分布于骨质的表面，可分泌骨质中的有机成分和基质小泡，基质小泡可促进类骨质的钙化。破骨细胞主要分布在骨质表面，具有溶解吸收骨质的作用。骨细胞位于骨质的骨陷窝和骨小管内，是骨组织细胞中数量最多的一种，细胞之间借细胞的突起以缝隙连接的方式连接。

　　骨陷窝和骨小管内的营养液可营养骨细胞和排出代谢产物。骨组织的细胞间质，又称骨质，由少量有机质和大量无机质组成。有机质主要为胶原纤维，无机质主要为钙盐。基质将胶原纤维粘合在一起，钙盐沉积后，形成坚硬的薄板，称为骨板。

　　根据骨板的排列方式，骨质分为骨松质和骨密质。骨松质呈疏松的海绵状，由片状或针状的骨小梁交织排列而成，小梁间充填骨髓。骨密质的骨板排列有 3 种方式，即环骨板、骨单位和间骨板(见图 1-13)。

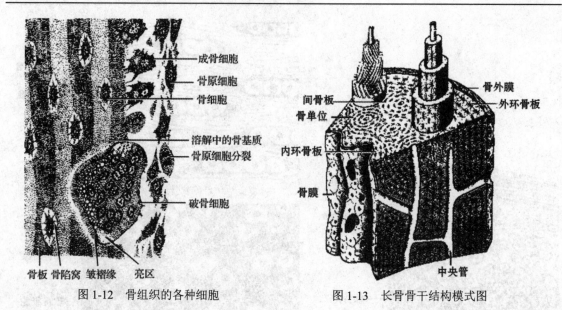

图 1-12　骨组织的各种细胞　　　　　　图 1-13　长骨骨干结构模式图

（四）血液

成人血液量约为 4L～5L，占体重的 7%～8%，是一种液态的结缔组织。血液由血细胞与血浆组成，血细胞占 44%，血浆占 55%，白细胞和血小板占 1%。血细胞包括红细胞、白细胞和血小板(见图 1-14)。血浆相当于血液的细胞间质，淡黄色，主要成分是水，其余为血浆蛋白、酶、维生素、激素、无机盐和代谢产物等。其中的血浆蛋白是血浆中各种蛋白的总称，主要有白蛋白、球蛋白和纤维蛋白原。在体外，当血液静置后，溶解状态的纤维蛋白原转变为不溶解的纤维蛋白，形成血凝块，并析出淡黄色透明的液体，称之为血清。

血液的功能主要体现在可以携带水分、氧气、营养物质及分泌物到体内各器官，带出组织和器官的代谢产物，平衡体温，白细胞有杀菌作用，血小板有凝血作用。

临床上常用的血液分型是 ABO 血型系统和 Rh 血型系统。

ABO 血型系统是根据红细胞膜上所含凝集原(抗原)的种类及有无来分型的。在 ABO 血型系统中，红细胞膜上两种凝集原：A 凝集原和 B 凝集原。所谓 A 型血是指红细胞膜上只含有 A 凝集原，B 型血是指红细胞膜上只含有 B 凝集原，AB 型血是指红细胞膜上两种凝集原都有，而 O 型血是指红细胞膜上两种凝集原都没有。

在 ABO 血型系统的血清中，有两种天然凝集素(抗体)，即抗 A 凝集素和抗 B 凝集素。在 A 型血的血清中只含有抗 B 凝集素，在 B 型血的血清中只含有抗 A 凝集素，在 AB 型血的血清中两种凝集素均无，在 O 型血的血清中含有抗 A 和抗 B 两种凝集素(见表 1-4)。当含有某种凝集原的红细胞与相对应的凝集素相遇时，会发生凝集反应，因此，临床上输血时需要做交叉配备试验，原则是供血者的红细胞不与受血者的血清发生凝集反应。

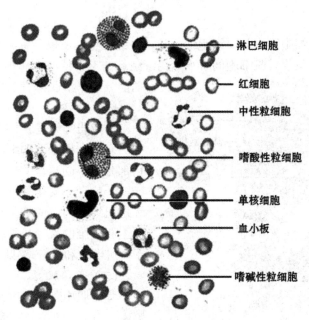

图 1-14 血涂片

表 1-4 ABO 血型系统的分型

血 型	A	B	AB	O
红细胞膜上的凝集原	A	B	A、B	无
血清中的凝集素	抗 B	抗 A	无	抗 A、抗 B

Rh 血型系统是与 ABO 血型系统同时存在的另一种血型系统。在红细胞膜上的 Rh 凝集原有 C、D、E、c、e 几种，其中以 D 凝集原的抗原性最强。凡红细胞膜上有 D 凝集原者 Rh 阳性，不含 D 凝集原者为 Rh 阴性。Rh 血型系统的特点是血清中无天然抗体，故第一次输血时不必考虑 Rh 血型是否相合，但当 Rh 阴性的人接受了 Rh 阳性的血液后，其体内可通过免疫产生抗 D 抗体，当第二次接受 Rh 阳性的血液时，就会发生红细胞凝集反应。

(五) 结缔组织的再生与修复

固有结缔组织是一种再生能力很强的组织，当受损伤后，主要依靠成纤维细胞的分裂繁殖，同时又不断生成新的纤维和基质以修补创面。

循环中的各种血细胞不断地衰老和死亡，同时又有相同数量的细胞生成和补充。生成血细胞的原始细胞是造血干细胞。造血干细胞先增殖为各类血细胞的祖细胞，这些造血祖细胞进一步定向增殖分化成为各类成熟血细胞。

三、肌组织

肌组织主要由肌细胞组成。肌细胞细而长，呈纤维状，所以又称肌纤维。肌纤维的细胞膜称肌膜，细胞质称肌浆。肌细胞间有少量结缔组织、丰富的血管和神经。肌组织按结构和功能分为平滑肌、骨骼肌和心肌三类。

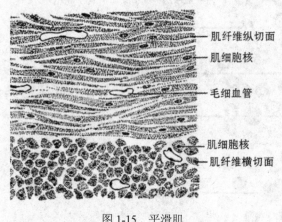

图 1-15　平滑肌

（一）平滑肌

平滑肌纤维呈长梭形无横纹，在细胞的中央有一个椭圆形的细胞核，构成细胞的最粗部分。不同器官的平滑肌纤维长短粗细不一，一般呈多层排列，每个肌纤维的宽部与邻近肌纤维两端的细部相嵌合，因此在横切面上肌纤维的直径显得粗细不等，主要分布于内脏器官和血管壁(见图 1-15)。

（二）骨骼肌

骨骼肌由骨骼肌纤维构成，借腱附于骨骼上，分布于头颈部、躯干和四肢。骨骼肌纤维呈细长圆柱状，直径为 10～100μm，长短不一，短的仅数毫米，长的可达数厘米。细胞核为扁椭圆形，一条肌纤维可有许多核，位于肌纤维的周缘，靠近肌膜的内表面(见图 1-16)。

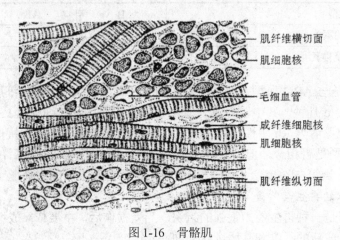

图 1-16　骨骼肌

（三）心肌

心肌是由心肌纤维构成，分布于心壁。心肌纤维呈短柱状并有分支。每一心肌纤维有一个椭圆形的核，偶见两个核，位于细胞的中央。心肌纤维也有横纹，但没有骨骼肌的横纹明显(见图1-17)。

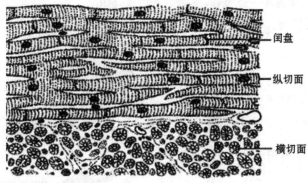

图 1-17　心肌

相邻心肌纤维两端的连接处称闰盘，在 HE 染色的切片上闰盘染色较深。在电镜下，闰盘是中间连接、桥粒、缝隙连接等几种细胞连接而形成。

(四) 肌组织的再生与修复

骨骼肌纤维属于高度分化的细胞，在正常情况下很少见到细胞的分裂现象。出生后随着个体的发育骨骼肌不断生长，经常体育锻炼者、运动员具有发达的肌肉，但仅是肌纤维的体积变大，并非数量增多。通常，新生的肌纤维都不能完全弥补缺损的部分，往往被结缔组织充填而替代。

心肌纤维的再生能力较差。当心肌纤维受损伤后，通常情况下，受损伤的心肌纤维不易再生，大都被增生的结缔组织所代替，形成瘢痕组织。

平滑肌纤维不是高度分化的细胞，在某些情况下，可以自身分裂繁殖，也可由未分化的间充质细胞演变而成。平滑肌受损伤后，有一定的再生能力，如胃、肠壁的平滑肌遭受损伤时，可由邻近部位未损伤的平滑肌纤维进行分裂增殖。

四、神经组织

神经组织由神经细胞和神经胶质细胞构成。神经细胞又称神经元，能感受刺激，传导冲动，是神经系统结构和功能的基本单位。神经胶质细胞没有传导冲动的功能，对神经细胞起支持、营养、保护和绝缘的作用。

(一) 神经元

1. 神经元的形态结构　神经元的形态多种多样，大小不一，但基本形态包括胞体和突起两部分(见图1-18)。突起包括树突和轴突两种。通常一个神经元有一个至多个树突。树突和树突棘增加了神经元的接触面。一般神经元只有一条轴突，细而长，轴突的功能是传导神经冲动。

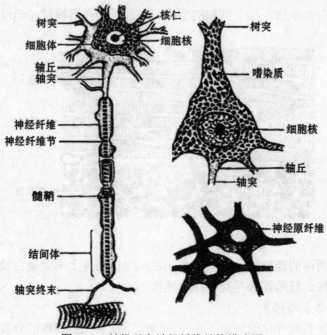

图 1-18　神经元和神经纤维结构模式图

2. 神经元的分类

(1) 根据神经元突起的数目分类，可将神经元分为双极神经元、假单极神经元和多极神经元(见图 1-19)。

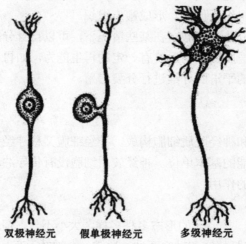

双极神经元　　　假单极神经元　　　多极神经元

图 1-19　各类神经元

(2) 根据神经元的功能分类，可将神经元分为感觉神经元、运动神经元和中间神经元(见图 1-20)。

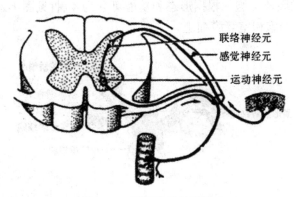

图 1-20 不同功能的神经元

(3) 根据神经元释放的神经递质分类，可将神经元分为胆碱能神经元、肾上腺素能神经元和肽能神经元等。

(二) 神经元之间的连接结构——突触

神经系统的机能活动是由大量彼此互相联系的神经元共同活动所实现的。神经元之间以突触(见图 1-21)的方式互相联系。

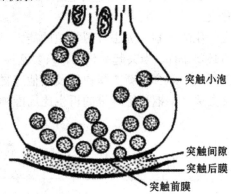

图 1-21 化学突触的超微结构示意图

突触是神经元与神经元之间或神经元与非神经细胞(肌细胞、腺细胞等)之间的细胞连接，通过突触，将神经冲动由一个神经元传递给另一个神经元(或非神经细胞)。突触的分类方法很多，根据神经冲动的传导方向，突触可分为轴、树突触和轴、体突触等；根据神经冲动传导的方式，又可把突触分为化学突触和电突触两大类。

(三) 神经胶质细胞

神经胶质细胞包括中枢神经系统的神经胶质细胞和周围神经系统的神经胶质细胞两类。

1. 中枢神经系统的胶质细胞　根据形态和功能可分为 4 种(见图 1-22)：星形胶质细胞、少突胶质细胞、小胶质细胞和室管膜细胞。

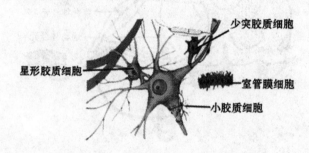

图 1-22　中枢神经系统的胶质细胞模式图

2. 周围神经系统的神经胶质细胞　有施万细胞和卫星细胞两种。

(四) 神经纤维和神经

1. 神经纤维　神经纤维由神经元的长突起及其外面包绕的神经胶质细胞构成。根据神经胶质细胞是否形成髓鞘，可分为有髓神经纤维和无髓神经纤维两种。

2. 神经　周围神经系统的神经纤维集合在一起外包结缔组织膜而构成神经。

(五) 神经组织的再生与修复

成人体内的神经元是高度分化的细胞，失去分裂繁殖的能力。神经元胞体严重损伤后，胞体的存活是神经纤维再生的必要条件。当突起受伤后，只要胞体无损，仍可生成新的突起。胞体约于损伤后第 3 周开始恢复，不断合成新的蛋白质及其他产物输向轴突，使残留的近侧端轴突生长出许多新生的轴突支芽。中枢神经纤维的再生比周围神经纤维的再生困难。

自 我 检 测

一、单项选择题

1. 人体结构和功能的基本单位是(　　)。
　　A. 大分子　　　　B. 细胞　　　　C. 组织　　　　D. 器官
2. 细胞外基质产生于(　　)。
　　A. 器官　　　　B. 细胞　　　　C. 组织　　　　D. 系统

3. 最常用的光镜制片技术是(　　)。

　　A. 冰冻切片术　　　B. 石蜡切片术　　　C. 涂片术　　　D. 铺片术

4. 骨膜、肌腱、韧带均属于(　　)。

　　A. 疏松结缔组织　　B. 纤维软骨　　　C. 致密结缔组织　　　D. 肌组织

5. 肌节是(　　)。

　　A. 肌纤维之间的连接结构　　　　　　B. 肌细胞的基本结构单位

　　C. 神经原纤维的基本结构单位　　　　D. 肌原纤维收缩与传张的基本结构单位

二、多项选择题

1. 下列(　　)是上皮组织的基本特点。

　　A. 细胞排列紧密　　　　　　　　　　B. 细胞有明显的极性

　　C. 有丰富的毛细血管　　　　　　　　D. 细胞形状比较规则

2. 单层扁平上皮分布于(　　)。

　　A. 消化道内表面　　B. 心血管内表面　　C. 肺泡表面　　　D. 呼吸道表面

3. 关于骨单位的描述，下列正确的是(　　)。

　　A. 有呈同心圆排列的骨板　　　　　　B. 相邻骨板的骨小管彼此连通

　　C. 中央管内的血管和神经伸入骨小管内　　D. 骨单位大小不一

4.. 肠道的单层柱状上皮中可见(　　)。

　　A. 柱状细胞　　　B. 杯状细胞　　　C. 纹状缘　　　D. 纤毛

5. 固有结缔组织包括(　　)。

　　A. 疏松结缔组织　　B. 软骨组织和骨组织　C. 网状组织　　　D. 致密结缔组织

三、简答题

1. 简述被覆上皮的分类及分布。

2. 简述疏松结缔组织的组成成分。

3. 试述多极神经元胞体的结构。

第二章 皮　　肤

皮肤为覆盖于体表的上皮组织膜，是人体最大的器官。它由表皮和真皮组成，表皮与真皮之间由基膜连接。皮肤含有丰富的血管、淋巴管、神经、肌肉和多种皮肤附属器。皮肤附属器包括毛发、毛囊、皮脂腺、小汗腺、顶泌汗腺、甲。皮肤的主要功能包括感觉、保护、排泄、吸收和调节体温等。

第一节　皮肤的结构

皮肤由浅层的表皮和深层的真皮构成，借皮下组织(浅筋膜)与深部组织相连。

一、表皮

表皮是由角化复层鳞状上皮构成，各部厚薄不一，掌跖表皮较厚，约 0.8～1.4mm，而肘窝和腘窝处的只有 0.034mm，腋窝、腹壁和大腿内侧的表皮亦较薄，一般部位的表皮厚约 0.07～0.12mm。表皮浅层的角质鳞片(角质小板)不断脱落，深层细胞不断分裂增生并向表层推移，故正常表皮稳定地维持在一定厚度。

表皮由两类细胞构成：一类是角质形成细胞，构成表皮的主体；另一类为非角质形成细胞，数量少，散在角质形成细胞之间，包括黑素细胞、朗格汉斯细胞和梅克尔细胞。

(一) 角质形成细胞

角质形成细胞也称角朊细胞，约占 90%，可分化形成角质。根据角质形成细胞分化的程度和层次，由深层到浅层依次分为基底层、棘层、颗粒层、透明层和角质层(见图 2-1)。基底层又借基底膜与深层的真皮相连接。

1. 基底层　基底层又称生发层，为表皮的最深层，借基膜与真皮的乳头层相接，由 1 层矮柱状或立方状细胞组成。细胞核呈椭圆形，色深，位置偏下。胞质嗜碱性。该层胞膜不清晰，细胞间以桥粒相连。基底层细胞具有旺盛的有丝分裂能力，一般情况下，每天约有 10% 的细胞增殖产生新的角质形成细胞，并向上有顺序移动，到颗粒层的最上层约 14 天，再移到角质层表面脱落又需约 14 天，此 28 天称为表皮通过时间。

2. 棘层　棘层位于基底层的上面，由 4～10 层多角形细胞组成，细胞表面有许多呈棘状

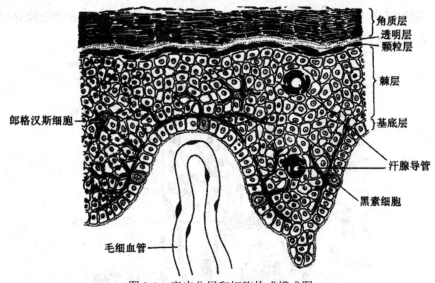

图 2-1 表皮分层和细胞构成模式图

的突起，故称为棘细胞。棘细胞越远离基底层，分化越好，细胞趋向扁平。胞核圆、色深而大，胞体亦大。此层细胞之间具有亲水性，利于与周围进行物质交换。此层细胞的主要功能是增强表皮的黏合能力，以适应皮肤的伸张牵引等机械作用。该层的深部细胞也有增生分裂的能力。

3. 颗粒层　颗粒层位于棘细胞层上面，由 2～5 层较厚的梭形细胞组成。核扁圆。最大特点是在胞质中出现了大量形态不规则的嗜碱性透明角质蛋白颗粒，常以胞吐方式排入细胞间隙，形成多层膜状结构，成为阻止物质透过表皮的主要屏障。

4. 透明层　透明层位于颗粒层和角质层之间，由 2～3 层薄扁平细胞组成，排列呈波浪带状，此层已失去细胞结构呈均质透明状，折光能力强。此层富含磷脂，有防水分和电解质通过的屏障作用，故又常称屏障带。

5. 角质层　角质层为表皮的最浅层，由 5～20 层薄扁平的死亡角化细胞重叠堆积而成，较坚韧，有抗御酸、碱和物理因素刺激的作用。越接近表层的细胞结合越疏松，并失去弹性而脱落，这些脱屑称为角质小板(鳞屑)。

(二) 非角质形成细胞

非角质形成细胞主要有黑素细胞、郎格汉斯细胞和梅克尔细胞。

1. 黑素细胞　黑素细胞位于基底层角质形成细胞之间，约占基底层细胞的 4%～10%，为多突起的细胞，细长的突起伸入到邻近的角质形成细胞之间并与之紧密配合。黑素细胞的胞质中有多个长圆形黑素小体，内含酪氨酸酶，能将酪氨酸转化成黑色素，黑素小体内充满黑色素后成为黑素颗粒(可合成黑素颗粒)，并输送给周围的角质形成细胞。黑素颗粒能分泌棕黑色的黑色素，使人体出现各种不同的肤色(见图2-2)。

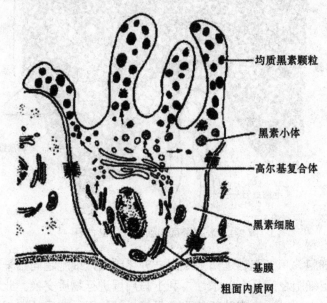

图 2-2　黑色素的合成和转动过程示意图

右侧标注（自上而下）：
均质黑素颗粒
黑素小体
高尔基复合体
黑素细胞
基膜
粗面内质网

　　表皮内黑素颗粒的多少是决定皮肤颜色最主要的因素。欧洲白种人的黑素细胞中只存在一定量的前黑素小体和黑素小体，故皮肤较白；亚洲人的黑素细胞中含部分的黑素小体和大量的均质状的黑素颗粒，故皮肤呈黄色或黄褐色；非洲人的黑素细胞中含大量均质状的黑素颗粒，故皮肤较黑；白化病人的表皮内也有黑素细胞，但细胞内缺少酪氨酸酶，故不能形成黑素颗粒而皮肤呈白色。

　　体内的硫氢基物质有半抑制酪氨酸酶的作用，而紫外线和其他射线可解除对硫氢基物质酪氨酸酶的抑制作用，使黑素颗粒形成加快并增多。因此，常晒太阳或接触其他放射线的人，皮肤颜色就较黑；而黑色素又能阻挡紫外线和其他射线，起到保护表皮深部组织的作用。此外，黑色素产生的多少和快慢也受神经、内分泌因素的调节，腺垂体的中间可分泌黑素细胞刺激素，后者可促进表皮内的黑素细胞合成黑色素；妊娠期，面部和乳头的色素沉着就是激素作用于黑素细胞的结果。

　　2. 郎格汉斯细胞　郎格汉斯细胞起源于骨髓的免疫活性细胞，存在于基底层以上和棘层的其他细胞之间，胞体周围有许多树枝状突起，故又称为表皮星状细胞。它能合成 DNA，具有免疫功能，可吞噬和处理入侵皮肤的抗原，并可将抗原(如细菌、异物等)传递给淋巴细胞，在体表构成机体的第一道防线；在接触过敏、皮肤移植免疫和免疫监视等方面均起着重要作用。

3. 梅克尔细胞 梅克尔细胞数量少,具有短指状突,位于基底层细胞之间,单个散布于毛囊附近的表皮基底层细胞之间。其功能不祥,但在细胞的基底面常有盘状的感觉神经末梢,可能具有机械感受器的作用,感受机械刺激和触觉。

二、真皮

真皮位于表皮的深面,为不规则的致密结缔组织,全身厚薄不一。此层由纤维、细胞和基质组成,具有很大的弹性和韧性。胶原纤维呈条束状交织成网,弹性纤维多盘绕在胶原纤维束上及皮肤附属器和神经末梢周围,网状纤维是胶原纤维的前身。基质是无定形的均质胶状物,由成纤维细胞产生,是含有水分、电解质、黏多糖和蛋白质的复合物,也是各种水溶性物质和电解质等的代谢场所。基质有保持皮内水分的作用,儿童时多,老年少。

真皮由浅部的乳头层和深部的网状层构成(见图2-3)。

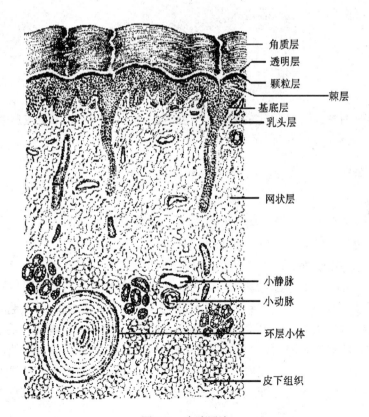

图2-3 皮肤层次

1. 乳头层　乳头层紧贴表皮深面，由薄层的结缔组织构成，大量胶原纤维和少量弹性纤维交织成网，网眼中散布着较多的细胞(以成纤维细胞为主)。此层组织突向基底层的乳头状隆起称真皮乳头，增加了表皮与真皮之间的接触面。此层内还可见到一种含有黑素颗粒的载黑素细胞，能吞噬黑素颗粒。在婴儿臀部皮肤的真皮内有时可聚积较多的载黑素细胞，使局部皮肤呈现蓝色，此即所谓"骶部色素斑"，也叫"蒙古斑"。

2. 网状层　网状层位于乳头层深面，二者分界不明显。此层较厚，是真皮的主要组成部分，大量的粗大呈带状的胶原纤维纵横交织成密网状，亦有较多的弹性纤维。纤维束的排列方向与体表的张力线一致(相平行)，相邻纤维之间形成一定的角度以适应各方来的拉力。但有少数纤维垂直进入皮下组织，以便进一步固定皮肤，故称此种纤维为皮肤支持带。由于真皮内纤维多且排列特殊，故真皮具有很强的弹性和韧性。

表皮和真皮之间由一层菲薄的基膜相隔。基膜有支持、连接和固定表皮的作用；同时又是具有选择通透性的半透膜，便于血液与上皮细胞之间进行物质交换。表皮所需的营养物质、抗体和白细胞等可由真皮透过基膜进入表皮。

第二节　皮肤的附属器

皮肤附属器有两种：一是角化的附属器，如毛发和指(趾)甲；二是皮肤腺，如汗腺、皮脂腺。

一、毛发与毛囊

(一) 毛发

毛发可分为终毛和细毛两类。终毛包括头发、胡须、腋毛和阴毛等长毛以及眉毛、睫毛和鼻毛等短毛；细毛包括面部、躯干和四肢的体毛，又称毳毛。

毛的结构可分为露于外面的毛干和埋于皮肤内的毛根。毛根末端膨大处称为毛球，是毛发的始发点，其下方凹陷部分称毛乳头。毛乳头包含结缔组织，为毛球提供营养。每根毛由同心圆状的细胞排列而成，从中心到外周都可分为3部分：毛髓质，位于毛的中央，是毛的中轴，由2～3层立方细胞组成。毛髓质不抵达毛的顶端，细毛也无髓质；毛皮质，是毛发的主体，构成毛发的基础包裹髓质，由数层棱形细胞构成，细胞内含黑素颗粒，其含量的多少决定着毛发颜色的深浅程度，若皮质不含黑色素，则为白毛；毛小皮，包于毛皮质外周，由单层呈叠瓦状排列的透明的角化细胞构成(见图 2-4)。毛球、毛囊和毛乳头是毛发生长的 3 个基本结构因素。

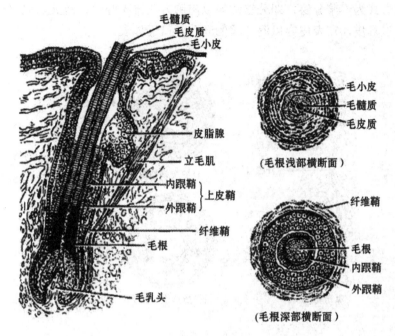

图 2-4　毛发的结构

（二）毛囊

毛囊为表皮深陷入真皮的上皮小管，由内层的上皮根鞘和外层的纤维根鞘构成。上皮根根鞘又分为内根鞘和外根鞘。毛囊基部因包裹着毛球而稍显膨大。毛囊可分为主毛囊和副毛囊两种，常呈1个主毛囊旁配以2个副毛囊的布局。每1根毛发和其旁的皮脂腺形成1个单位。随着年龄的增长，毛发-皮脂腺单位逐渐减少。

二、汗腺

汗腺为人类特有的皮肤附属器。汗腺的数目随着年龄的增长明显逐渐减少，故在同样条件下老年人出汗量明显减少，在高热环境中也更易中暑。全身的汗腺分布也不一样，手掌、足底和腋窝的汗腺最多，随后按头皮、躯干和四肢的次序递减。红唇、阴茎头、阴蒂和小阴唇等处无汗腺(见图 2-5)。

根据形态的大小、分泌方式、所在部位和结构的不同，可将汗腺分为大、小两种。

（一）小汗腺

小汗腺即一般的分泌腺，属单曲管状腺，仅分泌汗液，分布遍及全身。小汗腺包括分泌部和排泄部。分泌部构成腺管，腺管盘曲成丝球状，存在于真皮的网状层和皮下组织的浅部；

其腺细胞分泌方式为局浆分泌，即分泌颗粒以出胞方式排入腺腔，故又名局泌汗腺。排泄部即汗腺管，穿过真皮，在表皮内以漏斗状的汗孔开口于体表。

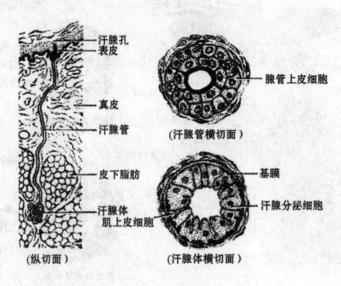

图 2-5　汗腺的结构

（二）大汗腺

大汗腺主要存在于腋窝、乳晕、大阴唇和阴囊等处及耵聍腺，其形态同小汗腺，也分为分泌部和排泄部。分泌部围成腺管，但管腔较大。其腺细胞分泌方式为顶浆分泌，即分泌颗粒经细胞顶端(游离面)随胞膜形成许多指状突起，继而突起与细胞分离进入腺腔，故又名顶泌汗腺。

汗腺分泌物本无臭味，若分泌物受细菌(主要为葡萄球菌)的分解，则产生臭味物质。以腋臭为多见。

三、皮脂腺

皮脂腺位于真皮内的毛囊和立毛肌之间，其导管常开口于毛囊。皮脂腺分泌皮脂，皮脂有润泽皮肤和毛发的作用。若腺体开口阻塞，则皮脂滞留形成皮脂腺囊肿，即粉刺(育春麦粒豆)，可影响美容，若感染还可导致疖肿发生。性激素有促进皮脂腺发育和分泌的作用，故青年人易生粉刺。雄性激素的促进作用更强，故男性皮脂分泌较女性为多。

四、指(趾)甲

指(趾)甲是由角化上皮增厚而成，相当于皮肤的角化层，盖于指和趾末节背侧的远侧 1/2，呈微向背侧隆起的四边形。外露的远侧大部为甲体，埋于皮内的近侧部为甲根，甲体基底部的半月形白色区称弧影。附着于甲深面的皮肤称甲床，由生发层和真皮构成，其中甲根深面的甲床称甲母基，此处角质形成的细胞增生分裂、繁殖旺盛，是甲的生长点，若将原甲拔去，只要保留甲母基，仍可再生新甲。甲床两侧的皮肤皱襞称甲襞，甲襞与甲床之间的浅沟称甲沟(见图2-6)。

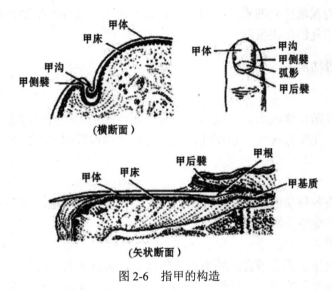

图 2-6 指甲的构造

第三节 皮肤的再生与功能

一、皮肤的再生

皮肤的再生能力很强，皮肤细胞一般每 10 小时分裂繁殖一次，晚 8 点至次晨 4 点的繁殖功能最活跃，但这必须是在人体消除疲劳、机体处于正常生理功能状态下，副交感神经兴奋，皮肤血供充足，新陈代谢旺盛时，皮肤再生才活跃。因此，每个人都应该充分利用晚间 8 小时使自己处于熟睡状态，即可以为上皮细胞分裂繁殖创造一个最佳的体内环境，坚持下去，有利于延缓衰老，保持皮肤的健美。皮肤的再生可分为生理性再生和补偿性再生。

(一) 生理性再生

皮肤的角质细胞不断死亡脱落，基底层细胞又不断增生分裂繁殖，使皮肤在细胞总量和生理功能上始终保持着相对稳定的动态平衡。这种为平衡生理的现象称为细胞的生理性再生。

基底层细胞逐渐向浅层细胞推移演变到表层的角质细胞的周期一般约为 1 个月，即皮肤平均每月更新一次，但体表各部之间表皮细胞更新周期并不一致，例如额部和头皮的表皮更新速度要比前臂和背部几乎快一倍。

(二) 补偿性(修复性)再生

当皮肤受损时，表皮细胞分裂繁殖使创口愈合或将创面覆盖，使皮肤恢复其完整性，这种增生繁殖新细胞的现象称为细胞的补偿性或修复性再生。这种再生是在血痂下进行的，故此时的血痂为完成修复的先决条件。

二、皮肤的生理功能

(一) 保护作用

皮肤一方面可以防止体内水分、电解质和营养物质的丧失；另一方面可以阻止外界有害物质侵入，可使机体免受机械性、物理性、化学性和生物性等因素的侵袭，保持机体内环境的稳定。

(二) 感觉作用

皮肤的真皮内有各种功能的感觉神经末梢，可感受痛、温、触、压和痒觉。若感觉神经末梢受损，则皮肤感觉便会减退或消失。

(三) 体温调节作用

皮肤是最重要的体温调节器官，利用很大的体表，通过蒸发、辐射、对流和传导等 4 种方式散热调温；皮内血管的舒缩、毛细血管的开闭和汗腺分泌的多少，均对体温调节起着重要的作用；皮肤的导热性能差，有利于保温。

(四) 分泌和排泄作用

汗腺的分泌作用受环境温度和情绪变化的影响。出汗除带走大量热外，还随之排出部分新陈代谢产物，维持体内水、盐代谢平衡和减少毒素，故皮肤有"第二肾脏"的美称。

皮脂的排泄受内分泌的控制。雄激素和类固醇激素可促进皮脂排泄。皮脂呈酸性反应，汗液也使皮肤带酸性，均有抑制细菌生长的作用。皮脂还可润滑皮肤和毛发，防止皮肤干燥和皲裂。

(五) 吸收作用

皮肤的吸收作用是通过表皮至真皮的渗透和腺体导管的吸收两个途径实现的，其吸收的程度与被吸收物质的性质、浓度和剂型有关，也与皮肤角质厚度、单位面积内所含附属器数量和皮肤的含水量密切相关。水溶性物质不易被吸收，脂溶性物质如维生素 A、D、E、P、K 和酚类化合物、激素等易被吸收。

自 我 检 测

一、单项选择题

1. 下列不属于皮肤附属器的是( )。
   A. 毛发　　　　　　　B. 毛囊　　　　　　　C. 竖毛肌　　　　　　D. 皮脂腺
2. 表皮是( )。
   A. 属复层柱状上皮
   B. 属复层鳞状上皮
   C. 由复层上皮及腺上皮混合构成
   D. 由基底层的单层柱状上皮及其上方的复层上皮混合构成
3. 正常表皮更替时间约( )。
   A. 5~6 天　　　　　　B. 2 周　　　　　　　C. 28 天　　　　　　　D. 2 月
4. 毛发由内向外分三层,分别为( )。
   A. 毛根、内毛根鞘和外毛根鞘　　　　　B. 毛球、毛根和毛杆
   C. 毛根、毛囊和包膜　　　　　　　　　D. 髓质、皮质和毛小皮
5. 皮肤的生理功能不包括( )。
   A. 防护作用　　　　B. 吸收作用　　　　　C. 感觉作用　　　　　D. 抗衰老作用

二、多项选择题

1. 皮肤由( )几部分构成。
   A. 表皮　　　　　　　B. 真皮　　　　　　　C. 皮下组织　　　　　D. 筋膜
   E. 脂肪组织
2. 下列( )是皮肤附属器。
   A. 指甲　　　　　　　B. 黏膜　　　　　　　C. 小汗腺　　　　　　D. 大汗腺
   E. 神经小体
3. 关于黑素细胞下列正确的是( )。
   A. 毛囊有黑素细胞,故毛发有色素
   B. 黏膜无黑素细胞,故黏膜不发生色素性疾病
   C. 黑素细胞主要合成黑素
   D. 黑素细胞主要贮藏黑素
   E. 黑素细胞源于神经嵴,所以有感觉功能

4. 关于皮肤叙述正确的是(　　)。

    A. 皮肤仅有感觉神经   B. 皮肤仅有运动神经

    C. 皮肤有感觉神经和运动神经   D. 表皮没有任何血管

    E. 毛细血管伴随汗管进入表皮

5. 以下(　　)是皮脂溢出部位。

    A. 头   B. 面   C. 胸   D. 臀

    E. 股

三、简答题

1. 光镜下表皮由哪几层细胞构成？试述其镜下特征。

2. 简述影响皮肤吸收的主要因素有哪些。

3. 试述毛囊的主要结构。

第三章　运动系统

运动系统包括骨、骨连结和骨骼肌三部分。骨借骨连接构成骨骼，骨骼肌附着在骨骼上，在神经系统的支配下，对身体起着运动、支持和保护作用。在运动中，骨起杠杆作用，关节是运动的枢纽，骨骼肌是动力器官。

第一节　骨和骨连结

成人骨有 206 块，按所在部位不同，分为躯干骨、四肢骨和颅骨(见图 3-1)，每块骨都是具有一定的形态和功能的器官，既坚硬而又有弹性。

一、骨的概述

(一) 骨的形态

骨有不同的形态，可分为长骨、短骨、扁骨和不规则骨四类(见图 3-2)。长骨呈管状，包括中部的骨体和两端膨大的骨骺。骨体又称骨干，其内有骨髓腔，容纳骨髓。骨骺表面光滑称关节面，由关节软骨覆盖，如肱骨、股骨等。短骨一般呈立方形，多成群地连结一起，如腕骨、跗骨。扁骨呈板状，主要构成颅腔、胸腔和盆腔的壁，对腔内器官有保护作用，如额骨、胸骨、肋骨等。不规则骨形态不规则，如椎骨。

(二) 骨的构造

每块骨都由骨质、骨髓和骨膜等构成，并有神经和血管分布(见图 3-3)。

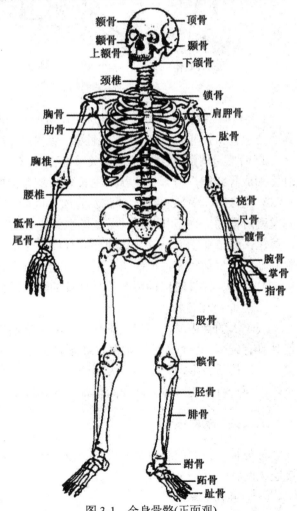

图 3-1　全身骨骼(正面观)

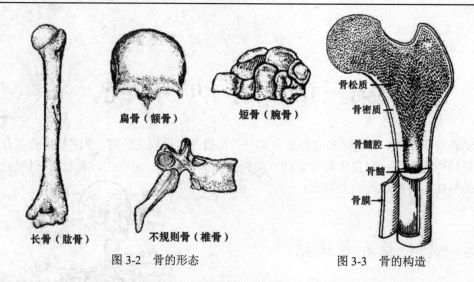

图 3-2 骨的形态 　　　　　　　　　　　图 3-3 骨的构造

1. 骨质　骨质是骨的主要成分，分为骨密质和骨松质。骨密质致密坚硬，分布于骨干、其他类型骨和长骨骺的表层，抗压性强。骨松质呈蜂窝状，分布于长骨骺和其他类型骨的内部。

2. 骨膜　骨膜是一层包裹除关节面以外整个骨面的致密结缔组织膜，含有丰富的神经、血管和成骨细胞，对骨的营养、生长和修复有重要作用。

3. 骨髓　骨髓充填于骨髓腔及骨松质间隙内，分为红骨髓和黄骨髓。红骨髓内含大量不同发育阶段的红细胞和其他幼稚型的血细胞，呈红色，有造血功能；黄骨髓为大量脂肪组织，呈黄色，无造血功能。胎儿和幼儿的骨内全是红骨髓。儿童 6 岁以后，长骨骨髓腔内的红骨髓逐渐转化为黄骨髓，但保留有造血潜能，当机体大量失血时，黄骨髓可转化为红骨髓，恢复造血功能。红骨髓仍保留于各类型骨的骨松质内，继续保持造血功能。

(三) 骨的理化特性

成年人的骨由 1/3 的有机质和 2/3 的无机质组成。有机质使骨具有韧性和弹性，无机质使骨具有硬度和脆性。有机质和无机质的结合，使骨既有弹性又很坚硬。幼骨的无机质含量较少，有机质较多，因此弹性大而硬度小，容易发生变形；老年人的骨则与此相反，含有机质较少而无机质相对较多，骨的脆性较大，因此易发生骨折。

二、关节的概述

骨与骨之间的连结称为骨连结。按照人体各部骨连结的方式不同，可分为直接连结和间接连结两种(见图 3-4)。

(一) 直接连结

直接连结是指两骨间借纤维结缔组织或软骨相连结，其间无间隙，不能活动或仅有少许

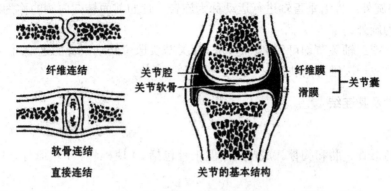

纤维连结

软骨连结

直接连结

关节腔
关节软骨

纤维膜
滑膜 —— 关节囊

关节的基本结构

图 3-4 骨连结

活动，如颅骨的缝连结、椎骨棘突间的韧带连结、前臂骨间膜、椎体间的椎间盘和耻骨间的耻骨联合等。

(二) 间接连结

间接连结又称关节，是指两骨之间借膜性囊互相连结，其间有腔隙及滑液，有较大的活动性。

1. 关节的基本结构　关节的基本结构包括关节面、关节囊和关节腔。

关节面是指相连两骨接触的光滑面，通常凸的一端称为关节头，凹的一端称为关节窝。关节面覆盖一层光滑的关节软骨，可减少运动时的摩擦。关节囊是附着于关节面周缘及附近的骨面上的结缔组织，可分为内、外两层。内层光滑称为滑膜，可分泌少量滑液，有滑润关节软骨面的作用；外层厚而坚韧称为纤维膜。关节腔是指关节囊滑膜层与关节软骨之间所围成的密闭窄隙，含有少量滑液。关节腔内呈负压，对关节起稳固作用。

2. 关节的辅助结构　关节的辅助结构主要包括韧带、关节盘和关节唇。

韧带是束状或膜状的致密纤维结缔组织，位于关节周围或关节囊内，可增加关节的稳固性和限制关节运动。关节盘是位于两骨关节面之间的纤维软骨板，关节盘既增加了两骨关节面的吻合度，又增加了关节的运动范围，同时也起缓和与减少外力冲击、震荡的作用。膝关节内的纤维软骨板因呈半月形，又称半月板。关节唇是附着于关节窝周缘的纤维软骨环，有加深关节窝，并扩大关节面的作用，使关节更加稳固。

3. 关节的运动　一般关节都是围绕一定的轴作运动的。

(1) 屈和伸：指关节沿冠(额)状轴进行的运动。运动时两骨互相靠拢，角度缩小的称为屈；反之，角度加大的则称为伸。

(2) 内收和外展：通常是关节绕矢状轴的运动。运动时骨向躯干或正中矢状面靠拢者称为内收；离开躯干或正中矢状面者称为外展。

(3) 旋内和旋外：骨沿垂直轴进行运动称为旋转。骨的前面转向内侧的称为旋内；反之，旋向外侧的称为旋外。

凡具有二轴或三轴关节均可作环转运动，即关节头原位转动，骨的远端可作圆周运动，运动时全骨描绘成一圆锥形的轨迹。

三、躯干骨及其连结

(一) 躯干骨

躯干骨包括椎骨、肋和胸骨。成年人的躯干骨包括 24 块椎骨、1 块骶骨、1 块尾骨、12 对肋和 1 块胸骨。

1. 椎骨　幼儿时期，椎骨总数为 33～34 块，即颈椎 7 块、胸椎 12 块、腰椎 5 块、骶椎 5 块和尾椎 4～5 块。至成年后，5 块骶椎愈合成 1 块骶骨，4～5 块尾椎愈合成 1 块尾骨。因此，成年人的椎骨总数一般为 26 块。

(1) 椎骨的一般形态：每个椎骨都由椎体和椎弓起构成。

椎体为椎骨的前部，呈短圆柱状，是支持体重的主要部分。椎弓是附在椎体后方的弓形骨板。椎弓与椎体连结的部分较细称为椎弓根，其上、下缘各有一切迹，分别称为椎上切迹和椎下切迹。椎骨叠连时，上位椎骨的椎下切迹和下位椎骨的椎上切迹围成孔称为椎间孔，有脊神经和血管通过。椎弓与椎体围成孔称为椎孔。全部椎骨的椎孔叠连一起，形成一纵行管道称为椎管，其内容纳脊髓和脊神经根等。每个椎弓伸出 7 个突起：即向两侧伸出一对横突，向上伸出一对上关节突，向下伸出一对下关节突，向后伸出一个棘突(见图 3-5)。

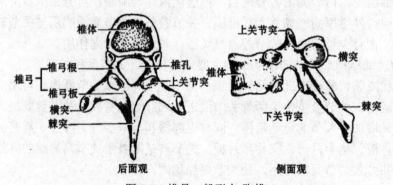

图 3-5　椎骨一般形态(胸椎)

(2) 各部椎骨的主要特征：颈椎共有 7 个，其特点是横突上有横突孔，内有椎动脉通过(见图 3-6)。第 2～6 颈椎棘突较短，末端分叉，第 1、2、7 颈椎为特殊颈椎。第 1 颈椎又称寰椎，没有椎体、棘突和关节突，形似环形，由前弓、后弓及 2 个侧块构成。第 2 颈椎又称枢椎，椎体向上伸出一指状突起称为齿突。第 7 颈椎又称隆椎，棘突特别长，末端变厚且不分叉。

当头前屈时，该突特别隆起，皮下易于触及，是临床计数椎骨的标志。

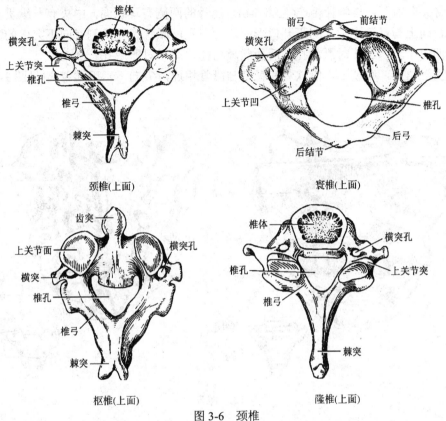

图 3-6　颈椎

胸椎共 12 个，在椎体侧面和横突尖端的前面分别有椎体肋凹和横突肋凹(图 3-5)。

腰椎共 5 个，为椎骨中最大者，椎体肥厚，棘突呈板状水平后伸，相邻的棘突之间空隙较大，临床上常在此作腰椎穿刺(见图 3-7)。

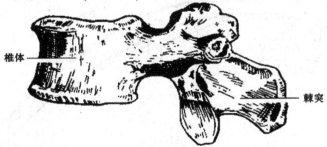

图 3-7　腰椎侧面观

骶骨呈三角形，其底向上，尖向下。底的前缘向前突出称为岬，为女性骨盆测量的重要标志。骶骨尖向前下，与尾骨相连(见图3-8)。骶骨的两侧有耳状面，中央有一纵贯全长的管道为骶管，向上与椎管连续，向下开口形成骶管裂孔，骶管裂孔两侧有向下突出的骶角。骶骨前面略凹而平滑，有4对骶前孔；后面凸隆粗糙，有4对骶后孔。

尾骨呈三角形，底朝上，借软骨和韧带与骶骨相连，尖向下，下端游离(见图3-8)。

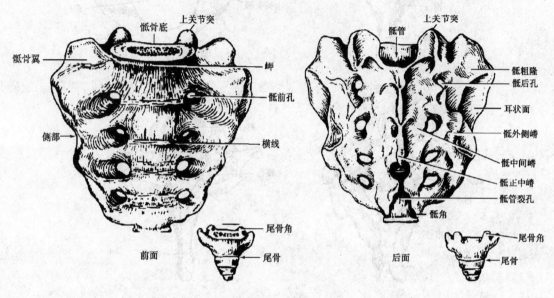

图3-8 骶骨

2. 肋　肋共12对，由肋骨和肋软骨构成。肋骨为细长弓状的扁骨，可分为中部的肋体及前、后两端。肋骨前端接肋软骨，后端膨大称为肋头。肋体有内、外两面及上、下两缘。内面近下缘处有肋沟，肋间血管和神经沿此沟走行(见图3-9)。

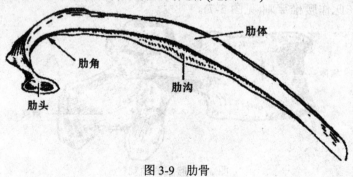

图3-9 肋骨

3. 胸骨   胸骨是位于胸前部正中的一块扁骨，由上而下分为胸骨柄、胸骨体和剑突三部分。胸骨上部较宽称为胸骨柄。胸骨中部呈长方形称为胸骨体，其侧缘连接第 2～7 肋软骨。胸骨体与胸骨柄相接处形成突向前方的横行隆起称为胸骨角，可在体表触及，平对第 2 肋软骨，为计数肋的重要标志。胸骨的下端为一形状不定的薄骨片称为剑突，幼年时为软骨，老年后才完全骨化(见图 3-10)。

(二) 躯干骨的连结

1. 椎骨间的连结   相邻椎骨之间借椎间盘、韧带和关节相连结。

(1) 椎间盘：相邻两椎体间借椎间盘牢固相连，椎间盘由外部的纤维环和内部的髓核构成。椎间盘既坚韧又有弹性，除连结椎体外，还可承受压力、吸收震荡和减缓冲击的作用。此外，它还有利于脊柱向各方运动。当成年人由于椎间盘的退行性改变，在过度劳损、体位骤变、猛力动作或暴力撞击下，使纤维环破裂，髓核多向后外侧突出，常压迫脊神经根，形成椎间盘突出症。由于腰椎的活动较多，故此病多发生于腰部(见图 3-11)。

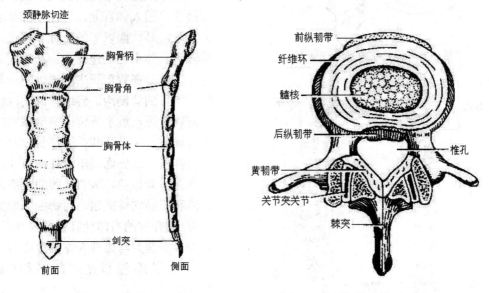

图 3-10   胸骨   图 3-11   椎骨间的连结(上面观)

(2) 韧带：椎骨间的韧带包括长韧带和短韧带两种(见图 3-12)。长韧带主要有 3 条，前纵韧带位于椎体和椎间盘前面，有限制脊柱过度后伸和防止椎间盘向前脱出的作用；后纵韧带位于椎体和椎间盘后面，有限制脊柱过度前屈和防止椎间盘向后脱出的作用；棘上韧带是连于胸、腰、骶椎各棘突尖的纵行韧带，有限制脊柱过度前屈的作用。短韧带主要有 2 条，黄韧带位于相邻椎弓之间的韧带，有限制脊柱过度前屈的作用；棘间韧带位于相邻棘突之间的韧带，后接

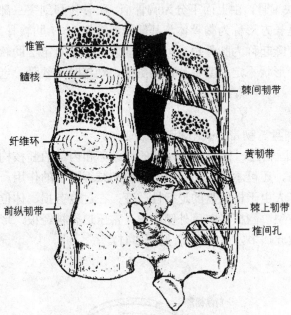

图 3-12　椎骨间的连结(侧面观)

图中标注：椎管、髓核、纤维环、前纵韧带、棘间韧带、黄韧带、棘上韧带、椎间孔

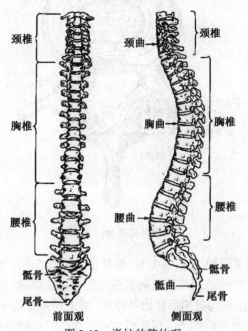

图 3-13　脊柱的整体观

图中标注：颈椎、胸椎、腰椎、骶骨、尾骨、前面观；颈曲、颈椎、胸曲、胸椎、腰椎、腰曲、骶骨、骶曲、尾骨、侧面观

棘上韧带或项韧带。

(3) 关节：椎骨间的关节主要有关节突关节和腰骶关节。关节突关节由相邻椎骨的上、下关节突构成，属于平面关节，可作轻微滑动。腰骶关节由第 5 腰椎的下关节突与骶骨的上关节突构成。

2. 脊柱

(1) 脊柱的组成：由 24 块的椎骨、1 块骶骨和 1 块尾骨，借椎间盘、韧带和关节紧密连结而成(见图 3-13)。

(2) 脊柱的整体观：从前面观察脊柱，椎体从上向下逐渐加大，到骶骨上端最宽，因人体直立，脊柱下部负重较上部大。耳状面以下的骶骨和尾骨，承重骤减，体积也迅速变小。从后面观察脊柱，棘突在背部正中形成纵嵴，其两侧有纵行的背侧沟，容纳背部的深肌。颈部棘突短，近水平位；胸部棘突向后下方倾斜，呈叠瓦状；腰部棘突水平，向后伸出。从侧面观察脊柱，有 4 个生理弯曲，即颈曲、胸曲、腰曲及骶曲。颈曲和腰曲向前突出，而胸曲和骶曲向后突出。脊柱的弯曲使脊柱更具有弹性，可减轻震荡并与维持人体的重心有关，且扩大了胸腔和盆腔的容积(见图3-13)。

(3) 脊柱的功能：脊柱参与胸廓和骨盆的构成，容纳和保护体内器官，有支持体重、保护脊髓和运动的功能。椎骨间运动幅度小，但整个脊柱可做前屈、后伸、侧屈、运动、旋转、环转运动。运动幅度最大的是颈部和腰部，因此损

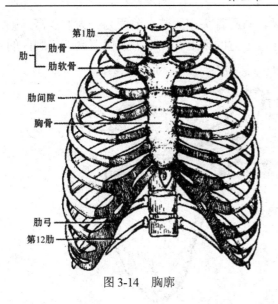

图 3-14　胸廓

伤也多出现在这两个部位。

3. 胸廓

(1) 胸廓的组成：由 12 块胸椎、1 块胸骨和 12 对肋，借胸椎间盘、韧带和关节连结而成 (见图 3-14)。

(2) 胸廓的形态：成人胸廓近似圆锥形，其横径长，前后径短，上部狭窄，下部宽阔。胸廓上口由第 1 胸椎、第 1 对肋和胸骨柄上缘围成，为食管、气管、大血管和神经出入胸腔的通道；胸廓下口宽阔而不整齐，由第 12 胸椎、第 11、12 对肋前缘、肋弓和剑突共同围成，被膈封闭。胸廓的内腔称为胸腔，容纳心脏及其大血管、肺、气管、食管和神经等。

(3) 胸廓的连结：肋头关节面与相应胸椎的椎体肋凹构成肋头关节；肋结节关节面与相应胸椎的横突肋凹构成肋横突关节。第 1 肋软骨与胸骨柄软骨结合；第 2～7 对肋软骨与胸骨侧缘相应的肋切迹形成胸肋关节；第 8～10 对肋软骨不直接连于胸骨，而是依次连于上 1 个肋软骨，形成一对肋弓；第 11、12 对肋软骨前端游离于腹壁肌层中，又称浮肋。

(4) 胸廓的功能：胸廓可能保护和支持胸廓内的重要脏器；胸廓的运动可以协助完成胸式呼吸运动。

四、上肢骨及其连结

(一) 上肢骨

上肢骨包括上肢带骨和自由上肢骨。

1. 上肢带骨　上肢带骨包括锁骨和肩胛骨。

(1) 锁骨：呈"～"型，位于胸廓前上部两侧，是重要的骨性标志。其内侧端粗大为胸骨端，与胸骨柄相关节；外侧端扁平为肩峰端，与肩胛骨的肩峰相关节。锁骨中、外 1/3 交界处较脆弱，易发生骨折(见图 3-15)。

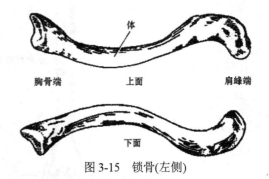

图 3-15　锁骨(左侧)

(2) 肩胛骨：近似三角形的扁骨，位于胸廓后外上方，介于第 2～7 肋骨之间，有三缘、三角和两面。上缘的外侧角有一弯曲的指状突起称为喙突，体表可触及。内侧缘薄而长，外侧缘稍肥厚。上角和下角分别为内侧缘的上端和下端，分别平对第 2 肋和第 7 肋，可作体表标志。外侧角最肥厚，有梨形关节面称为关节盂，与肱骨头相关节。前面为一大的浅窝，朝向肋骨称为肩胛下窝；后面被一横行的肩胛冈分成上方的冈上窝和下方的冈下窝。肩胛冈的外侧端，向前外伸展的突起称为肩峰(见图 3-16)。

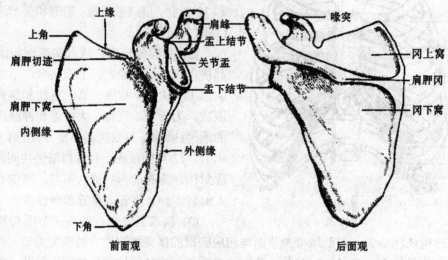

图 3-16　肩胛骨

2. 自由上肢骨　自由上肢骨包括肱骨、桡骨、尺骨和手骨。

(1) 肱骨：位于臂部，分为一体和两端(见图 3-17)。上端膨大为半球形的称为肱骨头，与

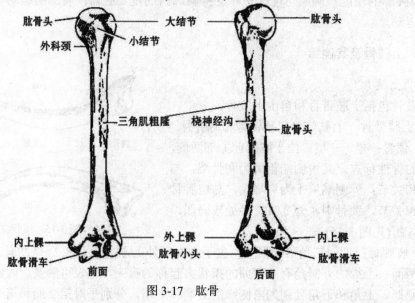

图 3-17　肱骨

肩胛骨的关节盂相关节。头周围的环行浅沟称解剖颈。肱骨头的外侧和前方有隆起的大结节和小结节。大、小结节之间的纵形浅沟称为结节间沟，其中有肱二头肌长头腱通过。肱骨上端与体交界处稍细称为外科颈，是骨折的好发部位。

肱骨体的中部外侧面有一粗糙呈"V"形的三角肌粗隆，是三角肌的附着处。肱骨体的后面有由内上斜向外下呈螺旋状的浅沟称为桡神经沟，有桡神经通过。肱骨干的骨折，易损伤桡神经。

肱骨下端前后扁平而略向前卷曲，外侧有半球形的肱骨小头，与桡骨相关节；内侧有形如滑车的肱骨滑车，与尺骨相关节。小头的外侧和滑车的内侧各有一个突起，分别称为外上髁和内上髁。

(2) 桡骨：位于前臂外侧部，分为一体和两端。上端细小，有稍膨大的桡骨头，头的上面有关节凹与肱骨小头相关节；头的周缘有环状关节面与尺骨的桡切迹相关节。头下方变细的部分称为桡骨颈，颈的内下方有一粗隆称为桡骨粗隆。下端粗大，内侧面有关节面称为尺切迹，与尺骨头相关节；下端的外侧份向下突出称为桡骨茎突；下端的下面为腕关节面，与腕骨相关节(见图3-18)。

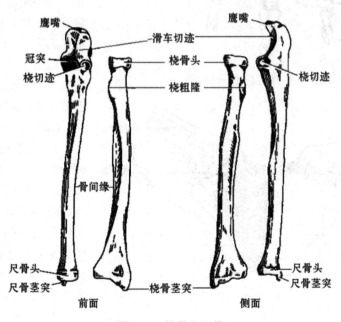

图3-18 桡骨和尺骨

(3) 尺骨：位于前臂内侧，分为一体和两端。上端较为粗大，前面有一半月形关节面称为滑车切迹，与肱骨滑车相关节。在切迹的后上方和前下方各有一突起，分别称鹰嘴和冠突，

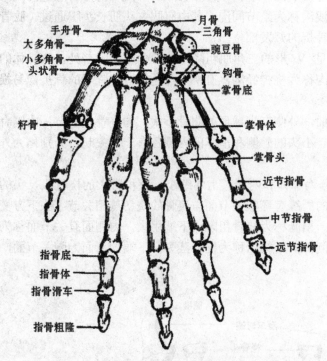

图 3-19　手骨(右侧前面)

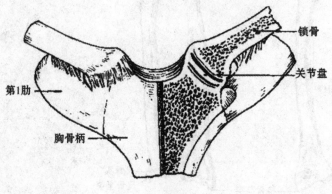

图 3-20　胸锁关节

冠突外侧面有关节面称为桡切迹，与桡骨头相关节。冠突前下方的粗糙隆起称为尺骨粗隆。尺骨下端称为尺骨头，其前、外、后有环行关节面与桡骨的尺切迹相关节。尺骨头的后内侧有向下的突起称为尺骨茎突(见图3-18)。

(4) 手骨：分为腕骨、掌骨及指骨(见图3-19)。腕骨由8块小的短骨组成，排成两列，每列各有4块。由桡侧向尺侧、近侧列依次为手舟骨、月骨、三角骨和豌豆骨；远侧列依次为大多角骨、小多角骨、头状骨和钩骨。掌骨共5块，由桡侧向尺侧，分别称为第1～5掌骨。指骨共14块，拇指有2节指骨，其余各指均为3节。由近侧至远侧依次为近节指骨、中节指骨和远节指骨。

(二) 上肢骨的连结

1. 上肢带骨的连结　上肢带骨的连结包括胸锁关节和肩锁关节。胸锁关节(见图3-20)是上肢骨与躯干骨连结的唯一关节，由锁骨的内侧端、胸骨柄相应的锁切迹和第1肋软骨的上面共同构成。肩锁关节由肩胛骨肩峰与锁骨肩峰端构成。

2. 自由上肢骨的连结

(1) 肩关节(见图3-21)：由肱骨头与肩胛骨的关节盂构成。其特点是肱骨头大，关节盂浅而小，周缘附有盂唇。关节囊薄而松弛，临床以前下方脱位为多见。肩关节为人体运动最灵活的关节，能作屈、伸、外展、内收、旋外、旋内和环转运动。

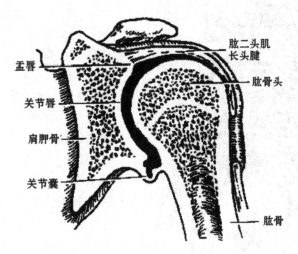

图 3-21　肩关节(冠状切面)

(2) 肘关节：由肱骨下端和桡、尺骨上端构成，包括肱尺关节(由肱骨滑车和尺骨滑车切迹构成)、肱桡关节(由肱骨小头和桡骨头上面的关节凹构成)和桡尺近侧关节(由桡骨头环状关节面和尺骨的桡切迹构成，见图3-22)。其特点是上述3个关节在同一个关节囊内，共有同一个关节腔，关节囊的前、后壁薄弱而松弛，两侧有桡侧副韧带和尺侧副韧带加强。肘关节主要是作屈、伸运动。肱桡关节、桡尺近侧关节和桡尺远侧关节属联合关节，同时参与前臂旋前、旋后运动。

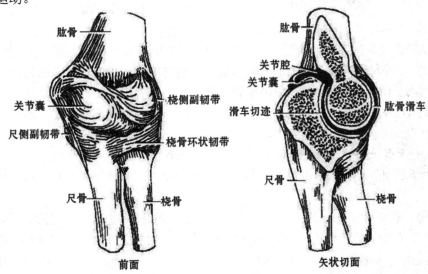

图 3-22　肘关节

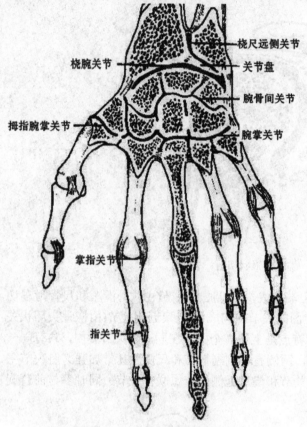

桡腕关节

拇指腕掌关节

掌指关节

指关节

桡尺远侧关节

关节盘

腕骨间关节

腕掌关节

图 3-23　手关节(冠状切面)

(3) 前臂骨间的连结：包括上端的桡尺近侧关节、下端的桡尺远侧关节和中间的前臂骨间膜。前臂骨间膜为连结尺骨与桡骨两骨干之间的坚韧的纤维膜。桡尺远侧关节由桡骨下端的尺切迹、尺骨头环状关节面和尺骨头下面的关节盘共同构成。

(4) 手关节：包括桡腕关节、腕骨间关节、腕掌关节、掌骨间关节、掌指关节和指骨间关节(见图 3-23)。

桡腕关节：又称腕关节，由桡骨下端的腕关节面和尺骨头下方的关节盘组成的关节窝，与手舟骨、月骨、三角骨的近侧面组成的关节头共同构成。关节囊松弛，关节腔宽广，囊外有韧带加强。桡腕关节可作屈、伸、收、展和环转运动。

五、下肢骨及其连结

(一) 下肢骨

下肢骨包括下肢带骨和自由下肢骨。

1. 下肢带骨　每侧各有 1 块髋骨。髋骨位于盆部的不规则的扁骨，构成骨盆的侧壁。髋骨的外侧面有一深窝称为髋臼，与股骨头相关节。髋骨的前下份有一大孔称为闭孔。幼儿时期的髋骨，由后上方的髂骨、后下方的坐骨和前下方的耻骨组成。15 岁后，三骨融合成为 1 块髋骨。髂骨上缘的骨嵴称为髂嵴，髂嵴前端称为髂前上棘，髂前后端称为髂后上棘。髂前上棘后方 5～7cm 处，髂嵴向外侧的突起称为髂结节。坐骨下端后份有肥厚粗糙的坐骨结节。耻骨内侧部上缘有一向前突起称为耻骨结节(见图 3-24)。

2. 自由下肢骨　包括股骨、髌骨、胫骨、腓骨和足骨。除髌骨和足骨的跗骨外，全都属于长骨。

(1) 股骨：位于大腿部，为人体最长的骨，其长度约占身高的 1/4，分为一体和两端(见图 3-25)。上端有球形的股骨头，与髋臼相关节。头下外侧的较细部分称股骨颈。颈与体交界处有 2 个隆起，上外侧的方形隆起为大转子，下内侧的为小转子。大转子是重要的体表标志，可在体表触及。股骨体稍微向前凸，后面有纵行的骨嵴称为粗线，向上外延续为臀肌粗隆。

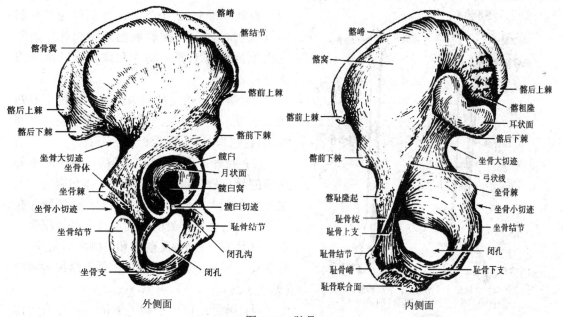

髂嵴
髂结节
髂骨翼
髂前上棘
髂后上棘
髂前下棘
髂后下棘
坐骨大切迹
坐骨体
髋臼
月状面
髋臼窝
坐骨棘
髋臼切迹
坐骨小切迹
耻骨结节
坐骨结节
闭孔沟
坐骨支
闭孔

髂嵴
髂窝
髂后上棘
髂粗隆
耳状面
髂前上棘
髂后下棘
坐骨大切迹
弓状线
髂前下棘
坐骨棘
坐骨小切迹
髂耻隆起
耻骨梳
坐骨结节
耻骨上支
闭孔
耻骨结节
耻骨嵴
耻骨下支
耻骨联合面

外侧面　　　　　　　　　　　　　　　内侧面

图 3-24　髋骨

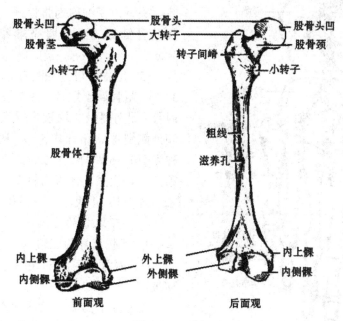

股骨头凹
股骨头
股骨头凹
大转子
股骨茎
股骨颈
转子间嵴
小转子
小转子
粗线
滋养孔
股骨体
内上髁
外上髁
内上髁
内侧髁
外侧髁
内侧髁

前面观　　　　　　　　后面观

图 3-25　股骨

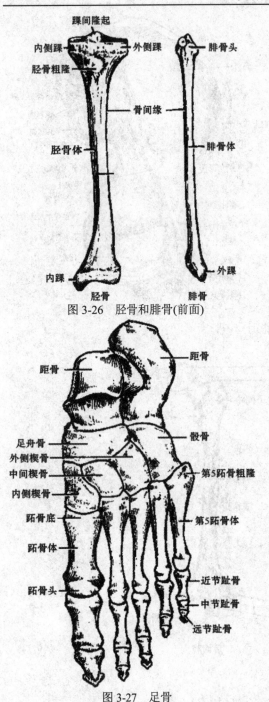

图 3-26　胫骨和腓骨(前面)

图 3-27　足骨

股骨下端有 2 个膨大，分别称为内侧髁和外侧髁。内、外侧髁侧面最突起处分别称为内上髁和外上髁，均为在体表可以摸到的骨性标志。

(2) 髌骨：是全身最大的籽骨，位于股四头肌腱内，上宽下尖。髌骨的位置浅表，可因外力直接打击而出现骨折。

(3) 胫骨：位于小腿内侧部，是小腿主要负重的骨，故较粗壮，可分为一体和两端。上端有 2 个膨大，分别称为内侧髁和外侧髁。在胫骨上端与体移行处的前面，有一胫骨粗隆。胫骨体呈三棱柱形，其前缘和内侧面紧贴皮下，体表均可摸到。胫骨下端内侧面凸隆称为内踝(见图 3-26)。

(4) 腓骨：位于小腿外侧部，可分为一体和两端。上端略膨大称为腓骨头，与胫骨相关节。头下方变细称为腓骨颈，浅居皮下，为重要的骨性标志。腓骨下端膨大为外踝(见图 3-26)。

(5) 足骨：可分为跗骨、跖骨和趾骨(见图 3-27)。跗骨属于短骨，共 7 块，即距骨、跟骨、骰骨、足舟骨及 3 块楔骨(内侧楔骨、中间楔骨和外侧楔骨)。跖骨共 5 块，从内侧向外侧依次称为第 1~5 跖骨。第 5 骨底向外侧的突起称为第 5 跖骨粗隆，体表易触及，是重要的骨性标志。趾骨共 14 块，其数目和命名与指骨相同。

(二) 下肢骨的连结

1. 下肢带骨的连结

(1) 髋骨与骶骨的连结：包括骶髂关节和韧带。

骶髂关节由骶、髂两骨的耳状面构成。关节囊紧张，并有坚强的韧带进一步加强其稳固性，运动范围极小。韧带主要有骶结节韧带和骶棘韧带，骶结节韧带为骶、尾骨的侧缘至坐骨结节的韧带。骶棘韧带为骶、尾骨的侧缘至坐骨棘的韧带。

　　骶结节韧带和骶棘韧带与坐骨大、小切迹分别围成坐骨大孔和坐骨小孔，两孔内有神经、血管和肌通过。

　　(2) 髋骨间的连结：即耻骨联合，由左、右两侧耻骨的耻骨联合面，借纤维软骨性的耻骨间盘相连而成。两侧耻骨相连形成骨性弓称为耻骨弓。

　　(3) 骨盆：由骶骨、尾骨及左右髋骨借关节和韧带连结而成(图 3-28)。其主要功能是支持体重和保护盆腔脏器，在女性还是胎儿娩出的产道。骨盆由骶骨岬至耻骨联合上缘的两侧连线为分界线，可分为上方的大骨盆和下方的小骨盆。大骨盆较宽大，向前开放。小骨盆有上、下两口，骨盆上口由上述的分界线围成，骨盆下口由尾骨、骶结节韧带、坐骨结节和耻骨弓等围成。两口之间的空腔称为骨盆腔。骨盆有性别差异，女性骨盆为适应孕育胎儿和分娩的功能，所以骨盆外形宽而短，骨盆上口较大，近似圆形，骨盆腔的形态呈圆桶状，耻骨弓的角度为 90°～100°。男性骨盆外形窄而长，骨盆上口较小，近似桃形，骨盆腔的形态似漏斗，耻骨弓的角度为 70°～75°。

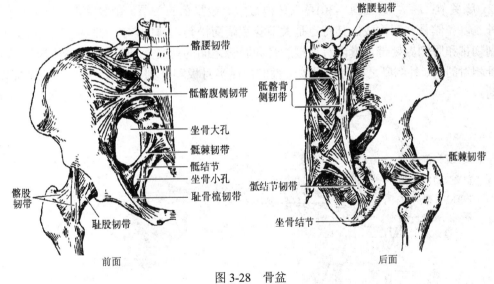

图 3-28　骨盆

　　2. 自由下肢骨的连结

　　(1) 髋关节：由股骨头与髋骨的髋臼构成。其特点是髋臼较深，周缘有髋臼唇，以增强髋臼深度，可容纳股骨头的 2/3 面积，关节囊紧张而坚韧，囊外耻股韧带、髂股韧带和坐股韧带加强，囊内有股骨头韧带，临床上以后下方脱位为多见。髋关节的运动与肩关节类似，即能作屈、伸、内收、外展、旋内、旋外和环转运动，但运动范围较肩关节小，稳定性比肩关节大，以适应支持体重和下肢行走的功能(见图3-29)。

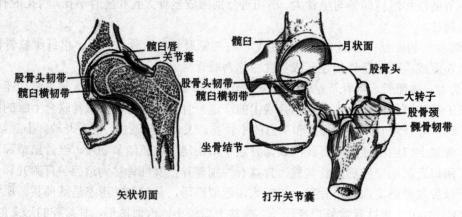

图 3-29 髋关节

(2) 膝关节：膝关节(见图3-30)是人体内最大、最复杂的关节。由股骨内、外侧髁，胫骨内、外侧髁和髌骨共同构成。其特点是关节囊宽阔而松弛，囊的前方为髌韧带，囊的两侧有胫侧副韧带和腓侧副韧带，囊内有连接股骨和胫骨之间的前交叉韧带和后交叉韧带，在股骨与胫骨相对的内、外侧髁之间有纤维软骨性的内侧半月板和外侧半月板。膝关节主要能作屈、伸运动。

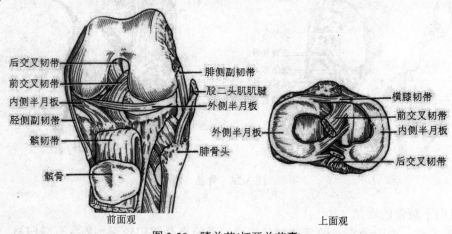

图 3-30 膝关节(打开关节囊)

(3) 小腿骨间的连结：包括上端的胫腓关节、下端的胫腓连结和中间的小腿骨间膜。小腿两骨之间，几乎不能运动。

(4) 足关节：包括距小腿关节、跗骨间关节、跗跖关节、跖骨间关节、跖趾关节和趾骨间关节。距小腿关节又名踝关节，由胫、腓两骨下端的踝关节面和距骨滑车构成。其特点是关节囊前、后壁薄而松弛。距小腿关节主要可作背屈和跖屈运动。

足弓为跗骨和跖骨借韧带和肌的牵拉，形成的一个凸向上的弓。当站立时，足骨仅以跟结节和第1、第5跖骨头三点着地。足弓具有弹性，可在跳跃和行走时缓冲震荡，同时还具有保护足底血管、神经免受压迫的作用。

六、颅骨

(一) 颅骨

颅骨有29块(其中6块听小骨)，分为脑颅和面颅两部分。脑颅位于颅的后上部，并围成颅腔，容纳脑。面颅为颅的前下部，形成面部的轮廓，并参与构成口腔、鼻腔和眶。

1. 脑颅骨 共8块，包括位于颅的前上部的1块额骨、后方的1块枕骨、颅底中部的1块蝶骨、两眶之间的1块筛骨和上方的2块顶骨、两侧的2块颞骨。

2. 面颅骨 共15块，犁骨、下颌骨和舌骨各1块；上颌骨、鼻骨、泪骨、颧骨、下鼻甲及腭骨各2块。上颌骨，位于面颅中央。骨内有一大的含气腔称为上颌窦。上颌骨下缘游离，有容纳上颌牙根的牙槽。下颌骨，居上颌骨的下方，可分为一体和两支。下颌体居中央，呈马蹄铁形，其上缘有容纳下颌牙根的牙槽。下颌支向上伸出2个突起，前突称为冠突，后突称为髁突，髁突的上端膨大称为下颌头，与颞骨的下颌窝相关节(见图3-31)。

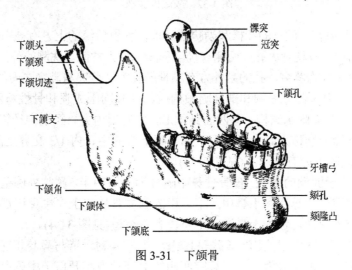

图 3-31 下颌骨

3. 颅的整体观

(1) 颅盖：在额骨与顶骨之间有横位的冠状缝，左、右顶骨之间有矢状缝，顶骨与枕骨之间有人字缝。在眶上缘上方有弓形隆起称为眉弓。

(2) 颅底：可分为内面与外面。

① 颅底内面承托脑，由前向后呈阶梯状排列着 3 个窝，分别称为颅前窝、颅中窝和颅后窝。各窝内有许多孔、裂和管，大多通于颅外(见图 3-32)。

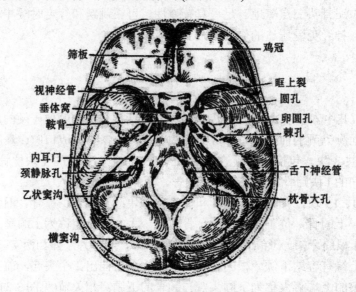

图 3-32　颅底内面观

② 颅底外面前部有上颌骨的牙槽和硬腭的骨板，骨板后缘的上方有被犁骨分开的 2 个鼻后孔。颅底后部的中央有枕骨大孔，两侧有椭圆形隆起称为枕髁。枕髁的外侧有颈静脉孔，孔的前外方有细长骨突称为茎突，孔的后外方有颞骨的乳突。茎突与乳突之间的孔称为茎乳孔。

(3) 颅的前面：由大部分面颅和部分脑颅构成，并共同围成眶和骨性鼻腔。

① 眶容纳眼球及其附属结构，呈四面锥体形，尖向后内方，经视神经管通入颅腔。底向前外，它的上、下缘分别称为眶上缘和眶下缘。眶上缘的中、内 1/3 交界处的眶上切迹(或眶上孔)，眶下缘中点的下方有眶下孔(见图 3-33)。

② 骨性鼻腔位于面颅的中央，被骨性鼻中隔分为左右两半。鼻腔外侧壁有 3 个卷曲的骨片，分别称为上鼻甲、中鼻甲和下鼻甲。下鼻甲为独立骨块，上、中鼻甲都属于筛骨的一部分。每个鼻甲下方的空间，称为上鼻道、中鼻道和下鼻道(见图 3-34)。

③ 鼻旁窦：包括额窦、上颌窦、筛窦和蝶窦，共有 4 对，皆与鼻腔相通。额窦位于额骨内，开口于中鼻道。上颌窦最大，位于鼻腔两侧的上颌骨内，开口于中鼻道，由于窦口高于窦底部，故在直立位时不易引流。筛窦位于筛骨内，可分前、中、后 3 群，前、中群开口于中鼻道，后群开口于上鼻道。蝶窦位于蝶骨体内，开口于上鼻甲后上方的蝶筛隐窝。

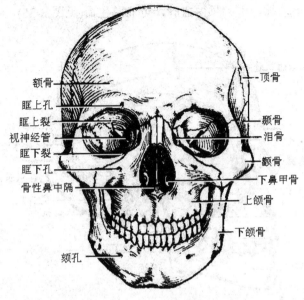

图 3-33 颅的前面

额骨
眶上孔
眶上裂
视神经管
眶下裂
眶下孔
骨性鼻中隔
颏孔

顶骨
颧骨
泪骨
颧骨
下鼻甲骨
上颌骨
下颌骨

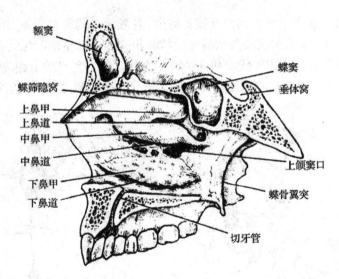

图 3-34 鼻腔外侧壁

额窦
蝶筛隐窝
上鼻甲
上鼻道
中鼻甲
中鼻道
下鼻甲
下鼻道

蝶窦
垂体窝
上颌窦口
蝶骨翼突
切牙管

(4) 颅的侧面：在乳突的前方有外耳门，向内入外耳道。外耳门前方，有一弓状的骨梁称为颧弓，体表可触及。颧弓上方的凹陷称为颞窝，容纳颞肌。在颞窝内，有额、顶、颞、蝶 4 骨的会合处称为翼点。该处的骨质比较薄弱，其内面有脑膜中动脉的前支通过，故翼点处骨折时，容易损伤该动脉，引起颅内血肿，可危及生命(见图 3-35)。

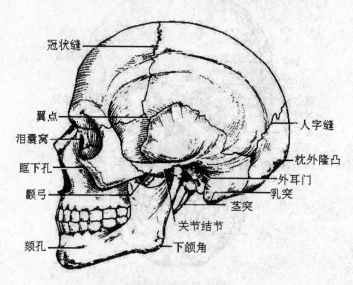

冠状缝

翼点
泪囊窝
眶下孔
颧弓

颏孔

人字缝
枕外隆凸
外耳门
乳突
茎突
关节结节
下颌角

图 3-35　颅的侧面

4. 新生儿颅骨　新生儿颅骨尚没有发育完全，各颅骨之间留有间隙，由结缔组织膜封闭，称为颅囟(见图 3-36)。最大的囟在矢状缝与冠状缝相交处，呈菱形，称为前囟。在婴儿 1 岁半左右前囟逐渐骨化闭合。在矢状缝和人字缝相交处，有三角形的后囟(枕囟)，在婴儿出生后 3 个月左右即闭合。前囟在临床上常作为婴儿发育状况和颅内压变化的检查部位之一。

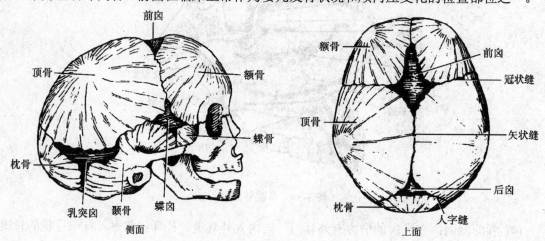

前囟
顶骨
额骨
蝶骨

枕骨
乳突囟　颞骨　蝶囟
侧面

额骨
前囟
冠状缝
顶骨
矢状缝
后囟
枕骨
人字缝
上面

图 3-36　颅囟

（二）颅骨的连结

各颅骨之间，大多是借缝或软骨相互连结，彼此结合得很牢固。舌骨借韧带和肌与颅底相连，唯一可活动的关节是颞下颌关节(见图 3-37)。颞下颌关节又名下颌关节，由颞骨的下颌窝与下颌骨的下颌头构成。颞下颌关节属联合关节，能作开口、闭口、前进、后退及侧方运动。当张口过大、过猛，下颌头和关节盘可一起滑出关节窝，造成下颌头脱位。

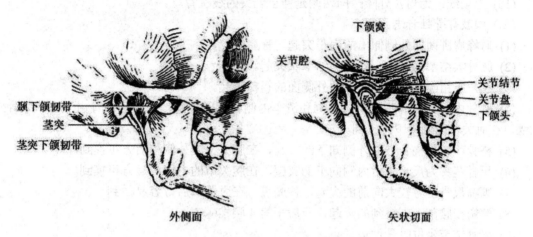

图 3-37 颞下颌关节

七、体表的骨性标志

（一）躯干部骨性标志

(1) 颈静脉切迹：胸骨柄上端的凹陷，平第 2 胸椎体下缘，两侧为锁切迹。

(2) 胸骨角：为胸骨柄与胸骨体相接处稍向前的横行隆起，两侧平对第 2 肋软骨，常作为胸前壁计数肋骨的重要标志。

(3) 剑突：位于胸骨体的下方两肋弓的夹角处。

(4) 肋弓：剑突两侧由第 7、8、9、10 肋软骨相连形成的边缘，为肝、脾触诊的标志。

(5) 骶角：为骶管裂孔两侧向下的突起，是临床骶管麻醉进针的定位标志。

（二）头颈部骨性标志

(1) 枕外隆凸：为头后正中线处明显向后突出的骨性隆起。

(2) 第 7 颈椎棘突：低头时在颈后正中线上便可摸到，临床常作为计数椎骨序数的标志。

(3) 乳突：为耳廓后方的骨性隆起。

(4) 颧弓：在颜面两侧，耳前方的骨性弓。

(5) 眶上缘、眶下缘：为眶口上、下的骨性边界。

(6) 眶上孔(眶上切迹)、眶下孔：分别位于眶上缘中、内 1/3 交界处和眶下缘中点下方 0.5～1.0cm 处。

(7) 眉弓：位于眶上缘上方的弓状隆起，男性比女性更明显。

(8) 翼点：为顶、额、蝶、颞四骨在颅两侧的交汇处，其深面有脑膜中动脉前支通过。

(9) 下颌角：为下颌体下缘与下颌支后缘相交处。

(10) 上项线：为自枕外隆凸向两侧延伸至乳突的线状骨嵴。

(三) 四肢部骨性标志

(1) 肩峰肩胛冈向外侧伸出的扁平突起，称肩峰。

(2) 肱骨大结节为肱骨头外侧的结节状突起。

(3) 三角肌粗隆为肱骨体中部前外侧面的粗糙隆起。

(4) 肱骨内、外上髁肱骨小头外侧和滑车内侧各有一突起，分别称肱骨内上髁和肱骨外上髁，在肘关节两侧皮下可摸到。

(5) 桡骨茎突为桡骨下端外侧向下的突起，在腕关节的外侧稍后方可摸到。

(6) 尺骨茎突为尺骨头后内侧向下的突起，在腕关节的内侧稍后方可摸到。

(7) 鹰嘴尺骨上方较大向前的突起，称鹰嘴，在肘关节后方容易摸到。

(8) 髂嵴在腰部下方摸到的隆起，一般平第 4 腰椎棘突。

(9) 坐骨结节坐位时骨性最低点。

(10) 股骨大转子在大腿的外上方，当下肢摆动时可摸到。

(11) 内踝胫骨下端稍膨大，内下方有一突起，称内踝，可在体表扪及。

(12) 外踝腓骨下端膨大，称外踝，可在体表扪及，是重要的骨性标志。

第二节　骨骼肌与机体各部分型

骨骼肌是运动系统的动力部分，在神经系统的支配下，骨骼肌的收缩，牵引骨产生运动。人体骨骼肌共有 600 多块，分布广，约占体重的 40%。每块骨骼肌不论大小如何，都具有一定的形态、结构和功能，并有丰富的血管和淋巴管分布，受一定的神经支配。全身的骨骼肌，根据所在部位的不同，可分为躯干肌、上肢肌、下肢肌和头颈肌。

一、肌的概述

(一) 肌的形态和构造

肌的形态按其外形概括地分为长肌、短肌、阔肌和轮匝肌 4 种(见图 3-38)。长肌多见于四肢，收缩时肌显著缩短而引起大幅度的运动，有的长肌有 2 个以上的起始头，依其头数被

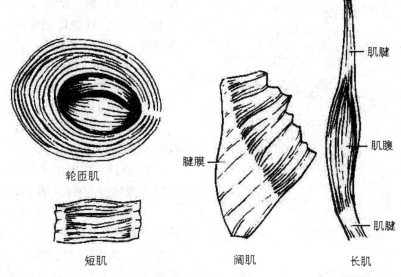

轮匝肌

腱膜

短肌

阔肌

肌腱

肌腹

肌腱

长肌

图 3-38 肌的形态

称二头肌、三头肌和四头肌;短肌多分布于躯干的深层,具有明显的节段性,收缩时运动幅度较小;阔肌扁而薄,多分布于胸、腹壁,收缩时除运动躯干外,还对内脏起保护和支持作用;轮匝肌多呈环形,位于孔、裂的周围,收缩时使孔裂关闭。

每块骨骼肌都由肌腹和肌腱两部分构成。肌腹多数位于肌的中间部分,主要由大量的横纹肌纤维构成,色红、柔软而有收缩力。肌腱多数位于肌腹的两端,附着于骨表面,主要由致密结缔组织构成,色白,坚韧而无收缩力,但能抵抗很大的牵引力。

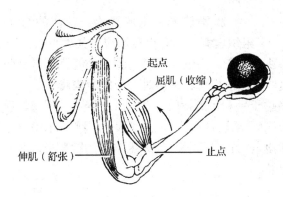

起点

屈肌(收缩)

伸肌(舒张)

止点

图 3-39 肌的起止与作用

(二) 肌的起止和作用

肌一般以两端附着于骨上,中间跨过一个或多个关节。当肌收缩时,牵动骨骼,产生运动。肌收缩时,通常一骨的位置相对固定,另一骨的位置相对移动。通常把肌在固定骨上的附着点称为起点或定点,在移动骨上的附着点称为止点或动点。一般接近身体正中线或肢体近侧端的附着点是起点,反之是止点(见图 3-39)。

肌有两种作用:一种是静力作用,即肌具有一定的张力,使身体各部之间保持一定的姿势,如站立、坐位和体操中的静

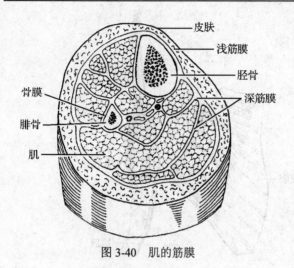

图 3-40　肌的筋膜

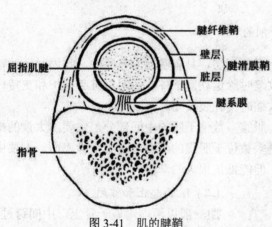

图 3-41　肌的腱鞘

止动作；另一种是动力作用，即肌具有一定的收缩力，使身体完成各种动作，如伸手取物、行走和跑跳等。

(三) 肌的辅助结构

肌的辅助结构有筋膜、滑膜囊和腱鞘等，这些结构是在肌运动的影响下，由肌周围的结缔组织转化而形成，这些结构有保护和辅助肌运动的作用。

1. 筋膜　筋膜位于肌的表面，分为浅筋膜和深筋膜两种(见图 3-40)。

(1) 浅筋膜：又称为皮下筋膜，位于皮下，由疏松结缔组织构成，内含脂肪(皮下脂肪)、浅静脉、皮神经、浅淋巴结和淋巴管等。临床上皮下注射，即将药液注入浅筋膜内。

(2) 深筋膜：又称为固有筋膜，位于筋膜深面，由致密结缔组织构成，遍布于全身且互相连续，深筋膜包被每块肌，并深入到各肌层之间，形成各肌的筋膜鞘和筋膜间隙。此外，深筋膜还包绕血管、神经形成血管神经鞘，包裹腺体形成腺体的被膜。

2. 滑膜囊　滑膜囊为一密闭的结缔组织扁囊，内有少量滑液。其大小由直径几毫米至几厘米，有的与关节腔相通，有的则独立存在。多位于肌腱与骨面之间，可减少两者之间的摩擦，促进肌腱运动的灵活性。滑膜囊在慢性损伤和感染时，形成滑膜囊炎。

3. 腱鞘　腱鞘为套在长腱周围的鞘管，多位于手和足摩擦较大部位，如腕部、踝部、手指掌侧和足趾跖侧等处。腱鞘由外层的腱纤维鞘(纤维层)和内层的腱滑膜鞘(滑膜层)构成(见图 3-41)。腱鞘起约束肌腱的作用，并可减少肌腱与骨面的摩擦。临床上常见的腱鞘炎，严重时局部呈结节性肿胀，引起局部疼痛和活动受限。

二、躯干肌

躯干肌主要包括背肌、胸肌、腹肌和膈。

(一) 背肌和背腰部皮肤特点、形体美要点

背肌是位于躯干后面的肌群，可分为浅、深两层。浅层主要有斜方肌和背阔肌；深层主要有竖脊肌(见图3-42)。

1. 斜方肌　斜方肌位于项部及背上部浅层，为三角形的阔肌，两侧相合成斜方形。起自枕外隆凸、项韧带和全部胸椎棘突，止于锁骨外侧 1/3、肩胛骨的肩峰和肩胛冈。上部肌束收缩可上提肩胛骨，下部肌束收缩可下降肩胛骨，两侧同时收缩使肩胛骨向脊柱靠拢。

2. 背阔肌　背阔肌位于背下部和胸的后外侧，为全身最大的阔肌，呈三角形。该肌起自下 6 个胸椎和全部腰椎的棘突、骶正中嵴及髂嵴后部，以扁腱止于肱骨小结节嵴。背阔肌收缩可使肩关节内收、旋内和后伸；当上肢上举被固定时，可上提躯干(引体向上)。

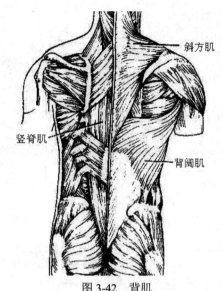

图 3-42 背肌

3. 竖脊肌　竖脊肌又称骶棘肌，为背肌中最长、最大的肌，纵列于脊柱两侧的背纵沟内。自外向内由髂肋肌、最长肌及棘肌 3 列肌束组成。起自骶骨背面及髂嵴的后部，向上分出许多肌束，沿途止于椎骨、肋骨和颞骨乳突。竖脊肌收缩时可使脊柱后伸和仰头，是强有力的伸肌，对保持人体直立姿势有重要作用。

背部和腰部的皮肤浅层结构基本相似，均表现为厚而致密，移动性小，富有毛囊和皮脂腺，是疖肿和皮脂腺囊肿的好发部位。背部和腰部形体美要点(见表3-1)。

表 3-1　背部和腰部形体美要点

背部形体美特点	腰部形体美特点
胸椎棘突在同一条垂线上	腰椎棘突在同一条垂线上
两例肩峰、肩胛冈和肩胛下角等高	男性腰围为胸围的 3/4，女性腰围为胸围的 2/3
在标准姿势时两肩胛骨内侧缘至正中线等距	两侧肋弓最低点和两侧髂嵴最高点分别在同一平面上
斜方肌和背阔肌轮廓可见，圆柱状的竖脊肌明显	腰部尤其是两侧和后部有明显而圆滑的缩细部，呈前后略扁的哑铃状
左右对称，协调	前观和后观，左右对称，活动自如

(二) 胸肌

胸肌主要有胸大肌和肋间肌(见图3-43)。

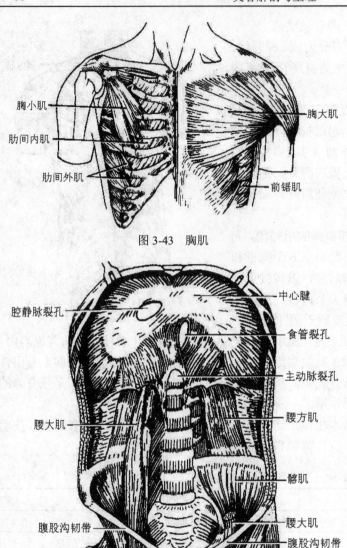

图 3-43 胸肌

胸小肌
肋间内肌
肋间外肌

胸大肌
前锯肌

腔静脉裂孔
腰大肌
腹股沟韧带

中心腱
食管裂孔
主动脉裂孔
腰方肌
髂肌
腰大肌
腹股沟韧带

图 3-44 膈与腹后壁肌

1. 胸大肌　胸大肌位置表浅,覆盖胸廓前壁的大部,呈扇形,宽而厚。该肌起自锁骨的内侧半、胸骨和第 1～6 肋软骨等处,以扁腱止于肱骨大结节嵴。胸大肌收缩时可使肱骨内收、旋内和前屈;当上肢上举固定时,可上提躯干(引力向上);并上提肋,协助吸气。

2. 肋间肌　肋间肌包括肋间外肌和肋间内肌。肋间外肌位于各肋间隙的浅层,起自肋骨的下缘,肌束斜向前下,止于下一肋骨的上缘。肋间内肌位于肋间外肌的深面,起自肋骨的上缘,肌束斜向后上,止于上一肋骨的下缘。肋间外肌能提肋,助吸气;肋间内肌能降肋,助呼气。

(三) 膈

膈位于胸腔和腹腔之间,封闭胸廓下口,为向上膨隆呈穹隆状的扁薄阔肌,其周围为肌性部,起自胸廓下口内面及腰椎前面,各部肌束向中央集中移行于腱性部称为中心腱(见图 3-44)。

膈上有 3 个裂孔:主动脉裂孔,在膈与脊柱之间,位于第 12 胸椎前方,有主动脉和胸导管通过;食管裂孔,位于主动脉裂孔的左前方,约平第 10 胸椎,有食管和左、右迷走神经通过;腔静脉孔,位于食管裂孔右前方的中心腱内,约平第 8 胸椎,有下腔静脉通过。

膈为主要的呼吸肌。收缩时,膈的圆顶下降,胸腔容积扩大,引起吸气;舒张时,膈的圆顶上升恢复原位，胸腔容积减小，引起呼气。膈与腹肌同时收缩，则能增加腹压，可协助排便、呕吐、咳嗽和分娩等活动。

(四) 腹肌、腹部皮肤特点与腹部分型

腹肌可分为前外侧群和后群。前外侧群形成腹腔的前外侧壁，主要包括腹直肌、腹外斜肌、腹内斜肌和腹横肌。后群有腰大肌和腰方肌(见图 3-45)。

1. 腹直肌　腹直肌位于腹前壁正中线两旁，居腹直肌鞘中，为上宽下窄的带形肌。该肌起自耻骨联合与耻骨结节之间，肌束向上止于胸骨剑突和第 5～7 肋软骨的前面。肌的全长被 3～4 条横行的腱划分成多个肌腹，腱划由结缔组织构成，与腹直肌鞘的前层紧密结合。

2. 腹外斜肌　腹外斜肌位于腹前外侧壁浅层，为一宽阔扁肌。该肌起自下 8 肋外面，肌束由后外上方斜向前内下方，一部分止于髂嵴，而大部分在腹直肌外侧缘处移行为腹外斜肌腱膜。该腱膜向内侧参与腹直肌鞘前层的构成，腱膜的

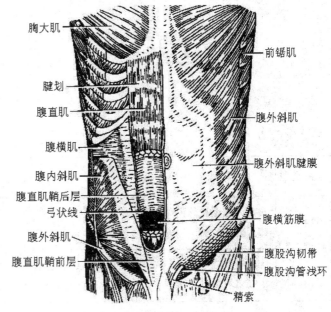

图 3-45　腹肌

下缘卷曲增厚连于髂前上棘与耻骨结节之间形腹股沟韧带。

3. 腹内斜肌　腹内斜肌位于腹外斜肌深面。该肌起自胸腰筋膜、髂嵴和腹股沟韧带外侧半，大部分肌束向内上方，下部肌束向内下方，在腹直肌外侧缘移行为腹内斜肌腱膜。该腱膜向内侧分为前后两层并包裹腹直肌，参与腹直肌鞘前后两层的构成。

4. 腹横肌　腹横肌位于腹内斜肌深面。该肌起自下 6 肋内面、胸腰筋膜、髂嵴和腹股沟韧带外侧部，肌束向前内横行，在腹直肌外侧缘移行为腹横肌腱膜。该腱膜参与腹直肌鞘后层的构成。腹前外侧群肌共同保护和支持腹腔脏器，收缩时可以缩小腹腔，增加腹压，以协助呼气、排便、分娩、呕吐和咳嗽等活动。该肌群还可使脊柱前屈、侧屈及旋转等运动。

5. 腹部皮肤特点与分型　腹前外侧壁的皮肤薄而柔软，厚约 2～4mm，血供丰富。真皮内富含的弹力纤维和胶原纤维使皮肤富有弹性和延展性；除脐部和腹股沟部皮肤与深筋膜等组织相贴较紧之外，其他部位则极疏松，使得皮肤移动性极好。由于皮肤富有延展性、移动性，其面积广大，血管丰富，又较隐蔽，因而成为现代美容术中的良好供皮区。一般按腹前

外侧壁突隆程度的腹部分型及特征(见图3-46、表3-2)。

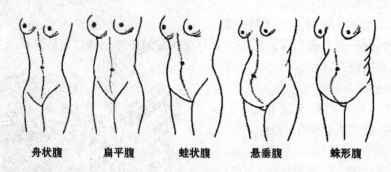

图 3-46　腹部的分型

表 3-2　按腹前外侧壁突隆程度分型的特征

腹部类型	特　　征
舟状腹	腹前外测壁松软而薄,肌肉不发达,皮下脂肪少,前腹呈凹陷状,仰卧时更明显。常见于身体瘦弱者或营养不良者
扁平腹	腹前壁微隆起,上、下腹壁在同一冠状面上,两侧腹直肌轮廓可见,正中线上形成浅阔的纵沟;皮肤富有弹性,皮下脂肪适量且分布较均约,脐呈凹陷状。多见于青年和肌肉较发达者
蛙状腹	腹前外侧部整体明显膨隆,腹壁肥厚,皮下脂肪丰盛,腹部皮褶厚度男性大于 1.5cm,女性大于 2cm,不见腹肌轮廓,脊柱腰曲可有前移,俗称"将军肚"
悬垂腹	腹部皮肤松弛,皮下脂肪显著增厚,尤以下腹明显。前腹明显膨隆,但腹下部前突更明显且有下垂趋势,脊柱腰曲亦有前移。见于一般肥胖者
蛛形腹	腹部向前并向两侧膨隆,形如蜘蛛肚;皮肤松弛,皮下脂肪大量堆积,髂嵴不显,脊柱腰曲明显前弯;腹部皮褶厚度男性为 2.8cm 以上,女性在 4.0cm 以上,腹围大于胸围。见于显著肥胖者

(五) 盆底肌

　　盆底肌亦称会阴肌(见图3-47)。主要有会阴深横肌、尿道括约肌和肛提肌等,分别从前、后封闭小骨盆下口。会阴深横肌和尿道括约肌与覆盖在其上、下两面的筋膜共同构成尿生殖膈;男性有尿道,女性有尿道、阴道通过。肛提肌与覆盖在其上、下面的筋膜共同构成盆膈,有直肠通过。

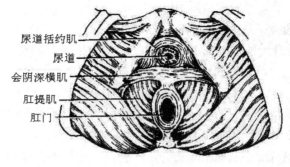

图 3-47　会阴肌

尿道括约肌
尿道
会阴深横肌
肛提肌
肛门

三、上肢肌

上肢肌按其所在部位,可分为肩肌、臂肌、前臂肌和手肌。

(一) 肩肌

肩肌(见图 3-48)位于肩关节周围,主要有三角肌、冈上肌、冈下肌、小圆肌、大圆肌和肩胛下肌等。

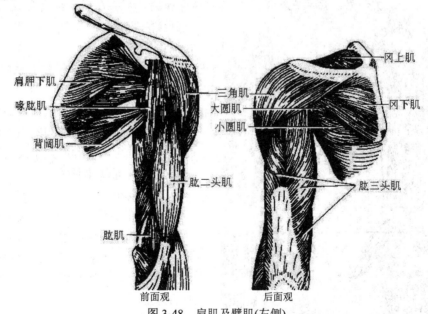

肩胛下肌
喙肱肌
背阔肌
肱二头肌
肱肌
三角肌
大圆肌
小圆肌
肱三头肌
冈上肌
冈下肌
肱三头肌
前面观
后面观

图 3-48　肩肌及臂肌(左侧)

1. 三角肌　三角肌位于肩部,呈三角形。该肌起自锁骨的外侧段、肩峰和肩胛冈,肌束逐渐向外下方集中，止于肱骨的三角肌粗隆。三角肌收缩时可使肩关节外展。

2. 冈上肌　冈上肌位于斜方肌的深面。该肌起自冈上窝，肌束向外，经肩峰深面，跨过肩关节的上方，止于肱骨大结节上部。冈上肌收缩可使肩关节外展。

3. 冈下肌　冈下肌大部分被斜方肌与三角肌遮盖。该肌起自冈下窝，肌束向外跨过肩关节的后方，止于肱骨大结节中部。冈下肌收缩可使肩关节旋外。

4. 小圆肌　小圆肌位于冈下肌的下方。该肌起自肩胛骨外侧缘的后面，肌束向外上跨过肩关节后方，止于肱骨大结节下部。小圆肌收缩使肩关节旋外。

5. 大圆肌　大圆肌位于小圆肌的下方。该肌起自肩胛骨外侧缘和下角，肌束向上外，绕至肱骨之前，止于肱骨小结节嵴。大圆肌收缩可使肩关节后伸、内收和旋内。

6. 肩胛下肌　肩胛下肌位于肩胛骨前面。该肌起自肩胛下窝，肌束向上外，经肩关节的前方，止于肱骨小结节。肩胛下肌收缩可使肩关节内收和旋内。

(二) 臂肌

臂肌(见图 3-48)位于肱骨周围，可分为前群和后群。前群包括肱二头肌、喙肱肌和肱肌；后群为肱三头肌和肘肌。

1. 肱二头肌　位于臂的前面浅层。该肌起端有长、短两头，长头以长腱起自肩胛骨关节盂的上方，穿经肩关节囊；短头在内侧，起自肩胛骨喙突。两头在臂中部会合成一肌腹，向下延续为肌腱，止于桡骨粗隆。肱二头肌收缩可以屈肘关节。

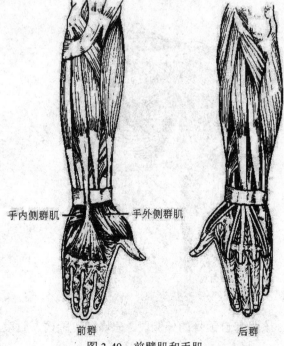

2. 肱三头肌　位于臂的后面。该肌起端有 3 个头，长头起自肩胛骨关节盂的下方；外侧头起自肱骨后面桡神经沟的外上方；内侧头起自桡神经沟的内下方。三头合为一个肌腹，以扁腱止于尺骨鹰嘴。肱三头肌收缩可以伸肘关节。

(三) 前臂肌

前臂肌(见图 3-49)位于尺骨和桡骨周围，分为前群和后两群。各肌的肌腹大部分在前臂的上半部，向下形成细长的肌腱，因而使前臂呈现近端较粗而向远侧逐渐变细的外形。

1. 前群　位于前臂的前面，可分浅、深两层，共 9 块。浅层：自桡侧向尺侧依次为肱桡肌、旋前圆肌、桡侧腕屈肌、掌

手内侧群肌 ——　　——手外侧群肌

前群　　　　　　　后群

图 3-49　前臂肌和手肌

长肌、指浅屈肌和尺侧腕屈肌；深层：桡侧有拇长屈肌，尺侧有指深屈肌。前群多数起自肱骨内上髁，作用主要为屈腕、屈指和使前臂旋前。

2. 后群 位于前臂的后面，可分为浅、深两层，共 10 块肌。浅层：由桡侧向尺侧依次为桡侧腕长伸肌、桡侧腕短伸肌、指伸肌、小指伸肌和尺侧腕伸肌；深层：由近侧向远侧依次为旋后肌、拇长展肌、拇短伸肌、拇长伸肌和示指伸肌。后群多数起自肱骨外上髁，作用主要为伸腕、伸指和使前臂旋后。

(四) 手肌

手指活动有许多肌参与，除有从前臂来的长腱外，还有许多短小的手肌，这些肌都在手掌面，可分为外侧群、中间群和内侧群(见图 3-49)。

(五) 上肢皮肤特点与分型

1. 上肢皮肤特点 腋区的皮肤较薄，成人生有腋毛，并有大量的皮脂腺和大汗腺。少数人的大汗腺变异，分泌臭汗液，临床上称腋臭(或"狐臭")。臂前区皮肤较薄且有移动性，浅筋膜薄而疏松。臂后区皮肤较厚，浅筋膜致密。肘部皮肤薄而柔软，浅筋膜疏松。手部皮肤结构特点：手掌的皮肤厚而致密，有较厚的角质层，富有汗腺，无毛发和皮脂腺。因此，手掌面的皮肤不会长疖肿和皮脂腺囊肿。手背的皮肤薄，柔软而富有弹性，有毛发和皮脂腺。

2. 肩部 人体肩部的外形特征称肩型，通常可将正常肩分为 4 种肩型：

(1) 健壮型：三角肌的轮廓清晰可见，当外展肩关节时，可在三角肌区域形成一个显著的横向"Y"形隆起，在权口内的隆起即为斜方肌上外侧边的轮廓，斜方肌与三角肌起点之间形成明显呈"V"形的沟，系锁骨、肩峰和肩胛冈的轮廓(见图 3-50)。

(2) 圆润型：此型既不见

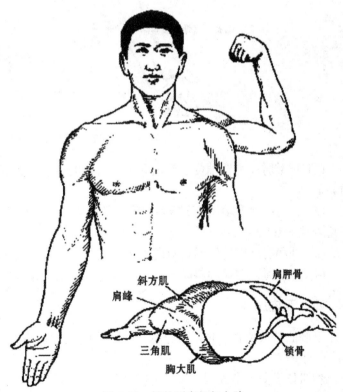

图 3-50 健壮型肩部与上肢

肌肉轮廓，也不见骨的轮廓，整个肩部圆滑丰满。见于缺乏锻炼而脂肪较多者。

(3) 平滑型　肩部可略见骨的外形，肌轮廓隐约可见，皮下脂肪少，肩较平。

(4) 瘦弱型　锁骨、肩峰和肩胛冈轮廓清晰可见，缺乏皮下脂肪，即使展肩时三角肌亦不显现，只见于营养不良者。

3. 肘部　通常根据臂轴与前臂轴所形成的夹角可将肘部分为 4 种类型(见图 3-51)。

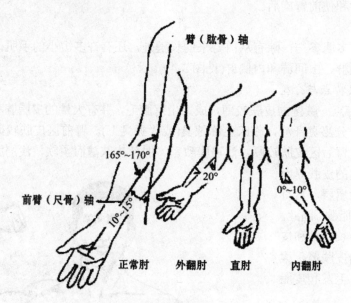

臂（肱骨）轴

前臂（尺骨）轴

165°～170°

10°～15°

20°

0°～10°

正常肘　外翻肘　直肘　内翻肘

图 3-51　肘型

(1) 正常肘：前臂轴位于臂轴向下延长线的外侧，其间夹角为 10°～15°，通常称为提携角。

(2) 直肘：前臂轴仍位于臂轴向下延长线的外侧或与臂轴在同一条直线上，即二者之间的夹角为 0°～10°。

(3) 外翻肘：前臂轴明显斜向外下，其与臂轴向下的延的延长线之间的夹角大于 20°。

(4) 内翻肘：前臂轴斜向内下，其与臂轴向下的延的延长线之间的夹角在 0°～10°。

四、下肢肌

下肢肌按其所在部位，可分为髋肌、大腿肌、小腿肌和足肌。

(一) 髋肌

髋肌位于髋关节周围，可分为前群和后群。前群有髂腰肌和阔筋膜张肌；后群主要包括臀大肌、臀中肌、臀小肌、梨状肌、闭孔内肌、闭孔外肌和股方肌等。

臀大肌位于臀部皮下，由于直立姿势的影响，故大而肥厚，形成特有的臀部膨隆。该肌起自髂骨外面和骶、尾骨的后面，肌束斜向下外，止于股骨的臀肌粗隆和髂胫束。臀大肌肌束肥厚，其外上 1/4 部深面无重要血管和神经，故为肌肉注射的常用部位(见图 3-52)。该肌收缩主要是伸髋关节，对维持人体直立姿势有重要作用。

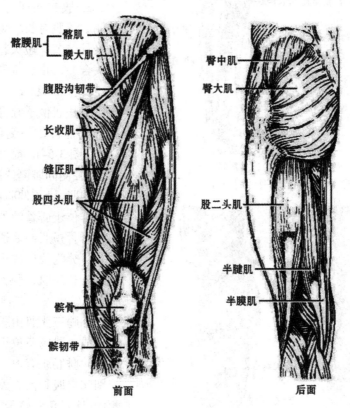

图 3-52　髋肌与大腿肌

(二) 大腿肌

大腿肌位于股骨周围，可分为前群、后群和内侧群。前群主要有缝匠肌和股四头肌；内侧群也称内收肌群，包括耻骨肌、长收肌、股薄肌、短收肌和大收肌；后群有股二头肌、半腱肌和半膜肌(见图 3-52)。

1. 股四头肌　是全身中体积最大的肌。起端有 4 个头，即股直肌、股内侧肌、股外侧肌和股中间肌，其中股直肌位于大腿前面，起自髂前下棘；股内、外侧肌分别位于股直肌的内、外侧，起自股骨粗线的内、外侧唇；股中间肌位于股直肌的深面，在股内、外侧肌之间，起自股骨体前面。4 个头向下形成一个腱，包绕髌骨的前面和两侧缘，并向下延续为髌韧带，

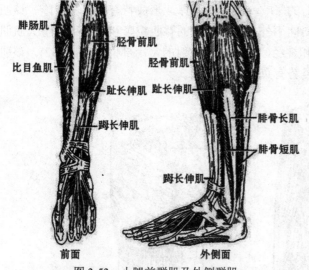

图 3-53　小腿前群肌及外侧群肌

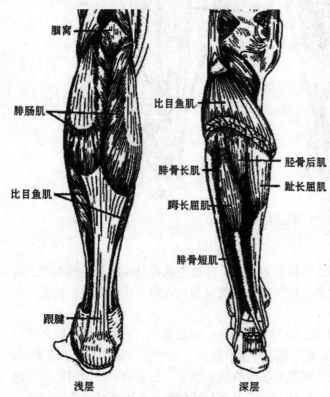

图 3-54　小腿后群肌及腘窝

止于胫骨粗隆。股四头肌收缩主要是伸膝关节,其中骨直肌还可以展髋关节。当小腿屈曲,叩击髌韧带时,可引出膝跳反射(伸小腿动作)。

2. 股二头肌　位于大腿后面外侧。该肌有长、短两头,长头起自坐骨结节,短头起自股骨粗线,两头合并,止于腓骨头。

(三) 小腿肌

小腿肌位于胫骨和腓骨周围,可分为前群、外侧群和后群(见图3-53、图3-54)。前群位于小腿骨前方,自胫侧向腓侧依次为胫骨前肌、姆长伸肌、趾长伸肌和第三腓骨肌;外侧群位于腓骨的外侧,有腓骨长肌和腓骨短肌;后群位于小腿骨后方,可分为浅层的小腿三头肌和深层的趾长屈肌、胫骨后肌和姆长屈肌。

小腿三头肌由腓肠肌和比目鱼肌构成。腓肠肌位于小腿骨后方的浅层,腓肠肌有内、外侧2个头,分别起自股骨内、外侧髁后上面的两侧。比目鱼肌位于腓肠肌的深面,起自胫、腓骨上端的后面。3个头会合组成小腿三头肌,向下移行为一粗大的跟腱,止于跟骨结节。小腿肌主要是屈膝关节和屈踝关节(跖屈),对维持人体直立姿势也有重要作用。

(四) 足肌

足肌可分足背肌和足底肌。足背肌较弱小,为伸姆趾和伸第2~4

趾的小肌。足底肌的配布情况和作用与手掌的肌近似。

(五) 下肢皮肤特点与分型

1. 下肢皮肤的特点　臀部皮肤厚，有发达的皮脂腺和汗腺。

2. 臀部

(1) 臀型分类：根据臀部的形态、体积和皮肤的弹性，可将女性臀部分为 4 型(见图 3-55)，特征见表 3-3。

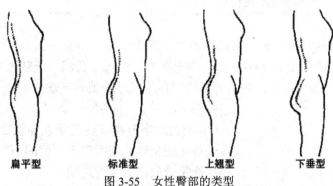

扁平型　　　　　标准型　　　　　上翘型　　　　　下垂型

图 3-55　女性臀部的类型

表 3-3　女性臀部的类型的特征

臀型	上翘型	标准型	下垂型	扁平型
特征	臀部宽大、浑圆、富有弹性，向后上方微翘，突显了女性的曲线美	与上翘型基本相似，但不向后上翘	臀部含大量脂肪，皮肤松弛，使臀部软组织下垂，显得臃肿	臀部脂肪少，肌肉亦不发达，皮肤松弛，臀围偏小

(2) 臀部脂肪沉积分类：根据部位和臀部形态的不同，常将臀部脂肪沉积分为 4 类(见图 3-56，表 3-4)。

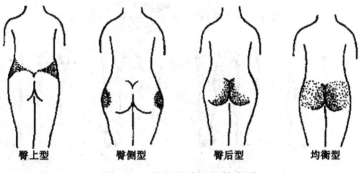

臀上型　　　　　臀侧型　　　　　臀后型　　　　　均衡型

图 3-56　臀部脂肪沉积的类型

表 3-4　臀部脂肪沉积的特征

臀脂沉积类型	特　征
臀上型	脂肪主要集中于髂嵴一带，形成腰臀脂肪块，使臀上部显得突出
臀侧型	脂肪集中于股骨大转子附近皮下，使臀部向两侧突出
臀后型	脂肪集中于臀裂两侧，使臀后部明显突出
均衡型	臀部脂肪沉积呈均幻分布

(3) 健美的臀部的标准：健美臀部应具以下几个条件：对女性而言，臀围与胸围越接近则越理想；理想的臀围＝(身高+10)÷2；臀部宽大、饱满、圆润、皮肤无松弛；女性臀部为上翘型；左、右髂嵴等高，左、右臀部形态对称，无脂肪肥厚下垂。

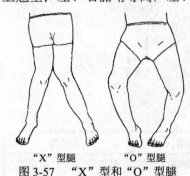

"X"型腿　　　"O"型腿

图 3-57　"X"型和"O"型腿

3. 膝部

(1) 腿的形态分类：腿型是人体直立正面观察时，大腿长轴与小腿长轴之间所形成角度的不同对下肢形体美的分类。通常分成如下 3 种腿型。

① 直型：大腿、膝、小腿肚和足内侧面相接触，属正常腿型。

② "X"型：仅大腿和膝的内侧面相接触而小腿呈八字形分开(见图 3-57)。

③ "O"型：仅两足可靠拢，而两膝之间相距最宽(超过 1.5cm) (见图 3-57)。

(2) 小腿的形态分类：

① 根据小腿的外形特征，可分为如下 4 种类型(见图 3-58，表 3-5)。

② 根据小腿的长围指数，可将小腿分为如表 3-6 所示类型。小腿的长围指数如下：

$$小腿长围指数 = \frac{小腿最大围}{小腿长} \times 100$$

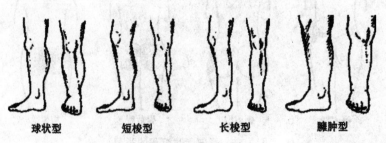

球状型　　　短梭型　　　长梭型　　　臃肿型

图 3-58　小腿的类型

表 3-5 各类型小腿的特征

小腿类型	特　征
球状型	小腿前、外和后群肌很发达，小腿肚明显隆起，形态美观，步履轻快，跑跳功能好，爆发力强。男性最理想的腿型，显示阳刚之气
短梭型	肌肉较发达，中、上部隆起，小腿呈短梭型，形态丰满圆润，步履轻快，跑跳功能好。女生最理想的腿型，显示出女性柔韧的健康
长梭型	中部肌腹较松弛，小腿肚不明显，不显肌肉轮廓，上、中和下部粗细差距不大而呈长梭形，步履一般，跑跳功能较差
臃肿型	整个小腿明显肥胖、臃肿、不显肌肉轮廓，步履迟钝缓慢，几无跑跳功能

表 3-6 小腿长围指数对小腿的分型

小腿类型	瘦长型	细长型	适中型	健壮型	肥胖型
指数范围	≤80.0	80.1~85.0	85.1~90.0	90.1~95.0	≥95.1

　　小腿最大围是指自然站立时，小腿腓肠肌最鼓突处的水平周长；小腿长是指胫骨点(胫骨内侧髁上缘最内侧的一点)与胫骨内踝点(胫骨内踝最向下方的一点)之间的距离。

五、头颈肌

　　头颈肌按其所在部位，可分为头肌和颈肌两部分。

　　(一) 头肌

　　头肌(见图 3-59)可分为面肌和咀嚼肌两部分。面肌均与表情有关，又称表情肌，主要包括枕额肌、眼轮匝肌、口轮匝肌和颊肌；咀嚼肌均与咀嚼动作有关，包括咬肌、颞肌、翼外肌和翼内肌。咀嚼是由各咀嚼肌有顺序地协调收缩完成的，它是随意而复杂的反射动作。咀嚼能将大块的食物进行切割和磨碎，使食物与唾液充分混合，形成食团，便于吞咽，并能反射性地引起胃肠运动及消化液的分泌。

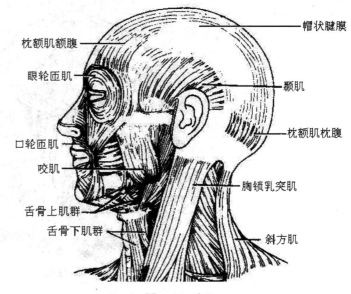

图 3-59 头肌

1. 枕额肌　枕额肌覆盖于颅盖外面,阔而薄,由成对的枕腹和额腹以及中间的帽状腱膜组成。枕腹起自枕骨,止于帽状腱膜,可向下牵拉腱膜;额腹起自帽状腱膜,止于额部皮肤,收缩时可扬眉、皱额。帽状腱膜很坚韧,以纤维束垂直穿经浅筋膜与浅层的皮肤相连,三者紧密结合构成头皮。帽状腱膜与深部的骨膜则隔以疏松结缔组织,故头皮可在颅骨表面滑动。头皮外伤时,常在该腱膜深面形成血肿或撕脱。

2. 眼轮匝肌　肌纤维环绕于眶和眼裂周围,呈扁椭圆形。该肌收缩可使眼裂闭合。

3. 口轮匝肌　肌纤维环绕口裂。该肌收缩可使口裂闭合。

4. 颊肌　颊肌位于口角两侧面颊深部,紧贴于口腔侧壁的黏膜外面。该肌收缩可使唇、颊紧贴牙齿,帮助咀嚼和吸吮。

5. 咬肌　呈长方形,起自颧弓,向后下止于下颌角外面。

6. 颞肌　呈扇形,起自颞窝骨面,肌束向下,通过颧弓的内侧,止于下颌骨冠突。咬肌和颞肌的作用主要是上提下颌骨,使上、下颌牙咬合。

(二) 颈肌

颈肌(见图 3-60)按其位置可分为颈浅肌群、颈中肌群和颈深肌群。颈浅肌群主要有颈阔肌和胸锁乳突肌;颈中肌群包括舌骨上肌(二腹肌、茎突舌骨肌、下颌舌骨肌和颏舌骨肌)和舌骨下肌(胸骨舌骨肌、肩胛舌骨肌、胸骨甲状肌和甲状舌骨肌);颈深肌群包括前斜角肌、中斜角肌和后斜角肌。

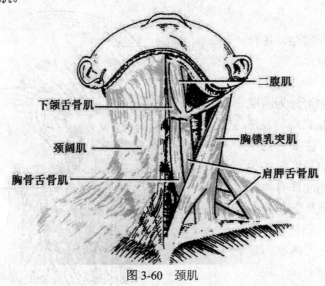

图 3-60　颈肌

1. 颈阔肌　颈阔肌位于颈浅筋膜内的皮肌,起自胸大肌和三角肌表面的筋膜,向上止于口角。该肌收缩时下拉下颌骨,并可使颈部皮肤出现皱褶。

2. 胸锁乳突肌　胸锁乳突肌斜列于颈部两侧，为颈部一对强有力的肌肉。该肌起自胸骨柄前面和锁骨的胸骨端，肌束斜向后上方，止于颞骨的乳突。该肌两侧收缩，使头向后仰；单侧收缩，使头屈向同侧，面转向对侧。单侧胸锁乳突肌可因胎儿产伤等原因造成肌挛缩，出现小儿斜颈畸形。

(三) 头面部结构分型

1. 头型　日常生活中所说的头型往往是指发型，而非真正的头型。一个人的头部特征是由头型特征、面型特征和五官特征共同组合而成的统一体。在整体上，头型特征比面型特征和五官特征显得更为重要。人们头部的形体美主要是通过正面表现出来，侧面则起到辅助表达作用，因此，头部正面审美作用尤为重要。研究表明，头宽与头高之比值最小为 0.5814，最大为 0.7368，平均为 0.618，标准差为 0.028，越接近这一标准，头型就越美观。目前头形态分类的主要依据有两种，即观察法和指数法。

(1) 观察法：通过颅顶的形态观察，可分为：球形、椭圆形、卵圆形、楔形、五角形、菱形和盾形(见图 3-61)。

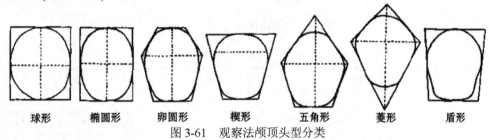

| 球形 | 椭圆形 | 卵圆形 | 楔形 | 五角形 | 菱形 | 盾形 |

图 3-61　观察法颅顶头型分类

(2) 指数法分类：

① 按头指数分型：头指数也称为头长宽指数。按头型指数分类可将头型分六种类型(见表 3-7)。头指数如下：

$$头指数 = \frac{头最大宽}{头最大长} \times 100$$

② 按头长高指数分型：按头长耳高和头宽耳高指数对头的形态进行分类，包括两个指数的运用，一是头长高指数，二是头宽高指数。因我国尚缺乏完整的资料，故在此不做叙述。

表 3-7　按头型指数的头型分类

头指数值	头型分类
≤70.9	特长头型
71.0～75.9	长头型
76.0～80.9	中头型
81.0～85.4	圆头型
85.5～90.9	特圆头型
≥91.0	超圆头型

2. 面型的分类　日常生活中又称脸型。面型的分类主要介绍三种方法，即汉字"八格"分类法、几何图形分类法和指数分类法。

(1) 汉字"八格"分类法：根据脸的形状与相似的汉字对面型进行的 8 字分类，即田、甲、由、申、国、目、用和风字，故称□八格？见图 3-62、表 3-8)。

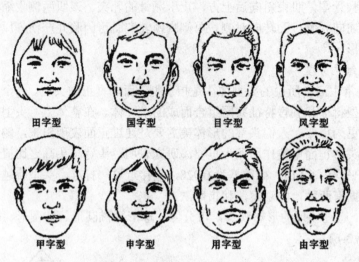

田字型	国字型	目字型	风字型
甲字型	申字型	用字型	由字型

图 3-62　面型(汉字□八格□分类法)

表 3-8　面型(汉字"八格"分类法)的特征

面型	特　征	面型	特　征
田字型脸	高、宽相近，近似圆形	甲字型脸	上部宽，下部尖窄
国字型脸	略呈长方形，额和下颌均较宽	申字型脸	额和额较窄，颧和颊较宽
目字型脸	头长且高，使面显得狭长	用字型脸	上额方正，下颌宽大，颊突出
风字型脸	腮部和下颌角明显宽阔，额较短	由字型脸	与甲字型相反，下宽上部尖窄

(2) 几何图形分类法：常用的波契分类法将面型归纳为 10 种(见图 3-63、表 3-9)。

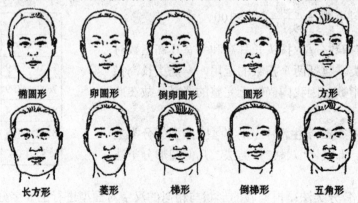

椭圆形	卵圆形	倒卵圆形	圆形	方形
长方形	菱形	梯形	倒梯形	五角形

图 3-63　波契分类法

表 3-9　几何图形分类法(波契分类法)的特征

面 型	特 征	面 型	特 征
椭圆形脸	上、下较窄,中部较宽,类似申字形脸	长方形脸	脸较窄,额部发缘横平,颊短,类似目字形脸
卵圆形脸	上宽下窄,类似甲字形脸	菱形脸	上、下均较窄,中部(颧部)较宽
倒卵圆形脸	下宽上窄,类似由字形脸	梯形脸	上窄下宽,额部发缘横平,额明显见宽
圆形脸	脸的高和宽相近,类似田字形脸	倒梯形脸	上宽下窄,额部发缘横平,额明显宽阔
方形脸	高和宽相近,但额部发缘横平,颊较短,类似国字形脸	五角形脸	额结节、下颌角和颏部均较突出

(3) 指数分类法:包括容貌面指数法和形态面指数法,容貌面指数可代表全面部,而形态面指数则只代表鼻根和脸裂以下的面部。

① 容貌面指数法:其分级和相应面型见表 3-10,容貌面指数如下:

$$容貌面指数 = \frac{容貌面高}{面宽} \times 100$$

容貌面高是指发缘点(前额发缘与正中矢状面的交点)与颏下点之间的直线距离。

表 3-10　容貌面指数分级和相应面型

面指数级别	面 型	面指数级别	面 型
≤125.0	超阔面型	135.1～140.0	窄面型
125.1～130.0	阔面型	≥140.1	超窄面型
130.1～135.0	中面型		

② 形态面指数法:其分级和相应面型见表 3-11,形态面指数如下:

$$形态面指数 = \frac{形态面高}{面宽} \times 100$$

表 3-11　形态面指数分级和相应面型

面指数级别	面 型	面指数级别	面 型
≤78.9	超阔面型	88.0～92.9	窄面型
79.0～83.9	阔面型	≥93.0	超窄面型
84.0～87.9	中面型		

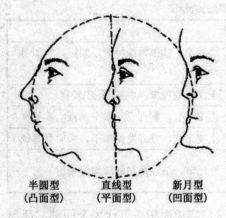

半圆型   直线型   新月型
(凸面型)   (平面型)   (凹面型)

图 3-64   面貌的类型(侧面观)

形态面高指鼻根点与颏下点之间的直线距离。颏下点是指颏部在正中矢状面上的最低点。鼻根点为额鼻缝(额骨与鼻骨相交之处)与正中矢状面的交点

3. 面貌的分型   面型和面貌的含义是不相同的。面型指由面部周边围成的轮廓形态,属二维空间结构;面貌还包括五官的形态特点和配布格局,属三维空间结构,同时面貌还包含了五官形体的表象变化所表现的情感成分,即面容。

(1) 根据面部各区和五官在矢状面上前后位置的不同分型(见图3-64)。

① 新月型(凹面型):额部和颏部明显向前突出,眼凹陷,鼻较平,唇后退。

② 直线型(平面型):侧观时,鼻根、前鼻棘和颏点在同一直线上,五官位置较协调和平衡。

③ 半圆型(凸面型):鼻、唇明显前突,颏部退缩显著,上额后倾。

(2) 根据面部各区和五官在水平面上前后位置的不同分型(见图3-65)。

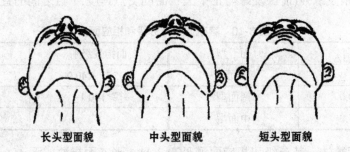

长头型面貌   中头型面貌   短头型面貌

图 3-65   头型面貌的分型

① 长头型面貌:额部、眉间、唇和颏部均较前突,鼻背和鼻尖较明显。面貌显得较窄,正中部前突明显。

② 中头型面貌:额部较平坦,鼻梁角较小,颧骨稍显前突。面貌显得较宽,整个面部较平。

③ 短头型面貌:额部平坦,鼻较扁平,颧骨前突明显,颧骨前面与颧弓间近似直角,唇颏略平收。面貌居以上二者之间。

4. 额的分型   额的分型方法有:

(1) 按形态分型:根据发缘围成额的上边和外侧边的形态来分型,可将额面分为 6 种类

型(见图 3-66、表 3-12)。

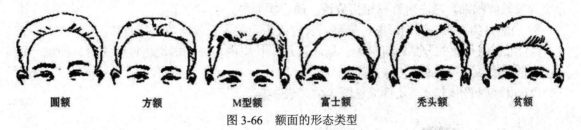

| 圆额 | 方额 | M型额 | 富士额 | 秃头额 | 贫额 |

图 3-66　额面的形态类型

表 3-12　按额形态分型的特征

额 型	形 态 特 征
圆额	发缘中段圆滑地凸向上后，使发缘形成典型的一段圆弧
方额	额上端的发缘近乎横直状，与左、右端发缘之间约构成直角形，故又称角额
M 型额	额顶中部发缘明显伸向前下方，上外侧发缘形成尖向上的锐角形，使整个发际呈 M 状
富士额	额中部高耸而较窄，形如日本的富士山
秃头额	额上方之头发稀少细软，发缘上移，甚至额头的发缘不明显。这种额多在年轻时即逐渐出现头发稀少，随后逐年加重
贫额	发缘明显偏低，使额显得低矮，相对之下的鼻反而显得高大，致使整个面部不协调

(2) 按额指数分型：额指数是通过额部和头顶部两种宽度的关系来表示额部的宽窄程度。中国人额指数的分级见表 3-13，以中额面型居多。

$$额指数 = \frac{额最小宽}{头最大宽} \times 100$$

额最小宽是指左、右侧额颞点(额部两侧颞嵴弧最向前凸的一点，位置在外眼角外上方约与眉相平处的骨嵴凹处)之间的直线距离。头最大宽是指左、右头侧点之间的直线距离。

表 3-13　中国人额指数的分级

指数范围	类 型	指数范围	类 型
≤61.9	特窄额面型	72～76.9	宽额面型
62.0～66.9	窄额面型	77～81.9	特宽额面型
67.0～71.9	中额面型	≥82.0	超宽额面型

(3) 理想的额面应具备以下特征：男性为方额或 M 型额，女性为圆额或富士额。发缘清

晰。额面平或微突，男性额面略后倾，女性额面较直立。皮肤红润、饱满有光泽，弹性好，无皱纹或皱纹浅细，左右对称以额指数论，属中额面型。

　5. 眉的分类　常以眉的形态、位置、长短或眉毛的生长方向等进行命名。

　(1) 根据眉长短的分型：可分为长眉和短眉，长眉内、外侧端均超过脸的内、外眦。短眉：眉的长度短于睑裂的长度。

　(2) 根据眉的形态分类及特征见图 3-67、表 3-14。

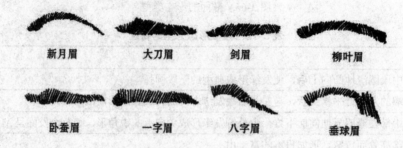

图 3-67　按眉形态的分型

表 3-14　按眉形态分型的眉型特征

眉　型	特　征
新月眉	新月状，常称美人眉。给人以柔美、秀丽、温顺之感
大刀眉	形如红军刀
剑眉	形似宝剑
柳叶眉	形如垂柳叶
卧蚕眉	卧蚕状，眉睫头稍隆起，眉睫峰不明显
一字眉	眉头、体和尾在同一横线上，又称水平眉
八字眉	两眉梢明显低于眉头，两侧呈现□八□字
垂球眉	眉梢处眉毛粗而长浓，呈球状集中于眉梢外下方

　(3) 根据眉位置的分型与特征见图 3-68、表 3-15。

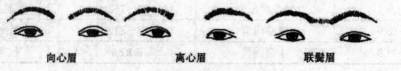

图 3-68　按眉的位置分型

表 3-15 按眉位置分型的眉型特征

眉 型	特 征
向心眉	眉头较内眦更靠近正中线，眉毛通常较浓密
离心眉	左、右眉头相距较远，眉头在内眦垂线的外侧
联鬃眉	左、右眉头相连

(4) 根据眉毛生长方向的分型见图 3-69、表 3-16。

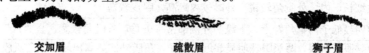

交加眉　　　　　疏散眉　　　　　狮子眉

图 3-69　按眉的生长方向分型

表 3-16　按眉生长方向分型的眉型特征

眉 型	特 征
交加眉	眉毛主要向上方生长，内侧向内上方，外侧向外上方，二者相邻处相互交错生长
疏散眉	上部眉毛较整齐向外侧横向生长，下部眉毛部分向外下，部分方向紊乱，并多疏淡
狮子眉	较长，朝向下方或外下方生长，老年人多见

6. 眼的分型　多根据眼睑的形态、大小、方位和眼球的突出度进行综合分类。黄种人眼型大致可分为：即杏核眼、丹凤眼、眯缝眼、八字眼、蛤蚧眼、斗鸡眼、圆眼和三角眼(见图 3-70)。各类型眼的特征见表 3-17。

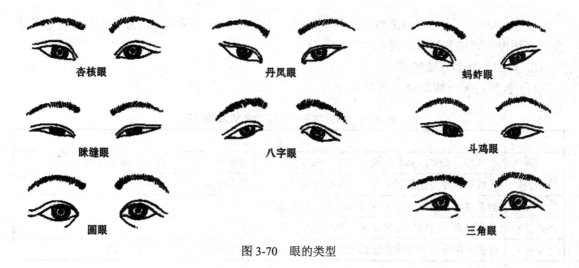

图 3-70　眼的类型

表 3-17　各类型眼的特征

类　型	特　征
杏核眼	睑裂高度和长度均较适中，内眦角较钝，黑眼珠和巩膜显露均较多
眯缝眼	睑裂显著细长，内、外眦角极窄，重者睑裂可呈一条细缝
蚂蚱眼	睑裂较细长，内、外眦角较锐，外眦角显著高于内眦角，呈倒"八"字型
圆眼	睑裂高度明显增大，内、外眦角显著加宽，下睑中外侧部下弯曲弧加大，眼珠露出较多
丹凤眼	睑裂较细长，内、外眦角较锐，外眦较内眦高，眼皮较薄
八字眼	外眦角明显低于内眦角，上、下睑的外侧部常有下垂，外眦角较宽，呈"八"字型
斗鸡眼	也称内斜眼或对眼，两黑眼珠明显靠近内眦角，角膜外侧显露出较多白色巩膜，两眼似有呈现相对之势
三角眼	上睑中内侧部较高而中外侧部明显斜向外下方，上睑最高点偏向内侧；下睑缘略呈一直线，外眦角常较内眦角低

7. 睫毛的分型　根据上睑睫毛的伸出方向，可将睫毛分为：上翘型、平伸型和下倾型(见图 3-71)。

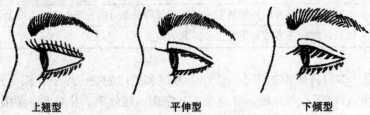

上翘型　　　　　　　平伸型　　　　　　　下倾型

图 3-71　睫毛的分型

理想的睫毛，应当是两侧对称，排列整齐，中段较长而两端稍短，分布均匀，较粗而黑亮，有适度的弯曲和倾斜，没有倒睫和缺睫。

8. 鼻型　分类方法较多。

(1) 按鼻的某一特征命名见表 3-18。

表 3-18　按鼻的某一特征命名的鼻型特征

类　型	特　征
塌鼻	全鼻均较低平，鼻翼向两侧展平，鼻基部呈特低的等腰三角形，鼻孔呈横椭圆形
朝天鼻	鼻背短，鼻基部显著上翘，鼻尖位于鼻翼上方，鼻孔可见度大
长鼻	全鼻过长，系因鼻中隔软骨和侧鼻软骨发育过长所致
短鼻	鼻背和鼻中隔均较正常短缩，鼻背塌陷，鼻尖上翘
歪鼻	鼻的一部分或全部偏离正常的位置，鼻背呈 C 形或 S 形弯曲或全鼻偏向一边

(2) 按某种动、植物或某一物品的特征命名见图 3-72、表 3-19。

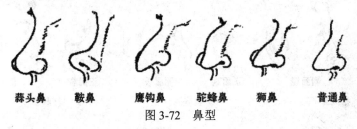

蒜头鼻　　鞍鼻　　鹰钩鼻　　驼峰鼻　　狮鼻　　普通鼻

图 3-72　鼻型

表 3-19　以动、植物或某一物品的特征命名的鼻型特征

类　型	特　　征
蒜头鼻	鼻尖和鼻翼都明显圆大，而鼻背又较窄平，全鼻形如一瓣蒜头
鞍鼻	鼻背明显塌陷并短缩，致使鼻基部和鼻尖明显上翘，全鼻形似马鞍
鹰钩鼻	鼻背较长，鼻背上部常较窄而隆起，鼻基部呈下倾形，鼻尖呈尖小形并弯向前下方，全鼻形如老鹰的嘴
驼峰鼻	在鼻背中、上部有明显隆起，犹如驼峰，鼻背过长，故常伴有鼻尖下垂
狮鼻	鼻背凹陷，上部瘦小，下部较粗大，鼻翼宽阔，全鼻形如雄狮
普通鼻	鼻尖圆尖适度，鼻背挺直，鼻侧面平滑，鼻翼微突饱满，鼻唇角约呈直角

(3) 理想的外鼻应具备如下条件：鼻的位置在纵向上位于颜面的中 1/3 处，鼻基底宽等于两眼内眦间宽，鼻下点至瞳孔的距离与两瞳孔间距相等，鼻柱和鼻翼外下缘至两瞳孔中点之距为两外眦间距的一半。鼻的正面观和侧面观均呈黄金三角形。鼻背挺直，鼻尖圆阔，鼻翼呈半球形。鼻基部为等边三角形，呈微翘型或水平型，鼻孔为卵圆形。鼻面角、额面角、鼻尖角和鼻唇角均在前述范围内。鼻梁线处于正中位，鼻两侧对称。

9. 耳廓的分型　耳郭的临床分型包括正常型(见图 3-73)和异常型(见图 3-74)。异常型常见的有招风耳、贝壳耳、杯状耳、隐耳、猿耳和菜花耳。

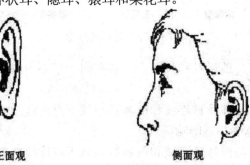

正面观　　　　　　　　侧面观

图 3-73　正常耳

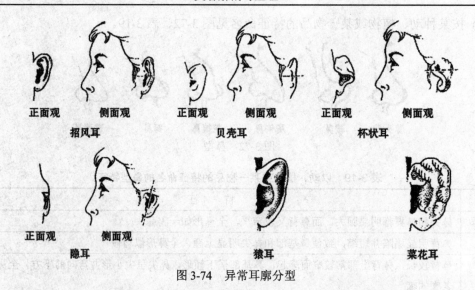

图 3-74　异常耳廓分型

10. 颏部的分型　依据鼻根点与前鼻棘连线和前鼻棘与颏下点连线二者交角的指向及角度的大小，颏部的形态位置分为平直型、后缩型和前突型等 3 种基本类型(见图 3-75)。

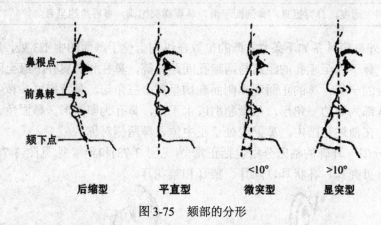

图 3-75　颏部的分形

(1) 平直型：鼻根点、前鼻棘和颏下点三者在同一平面内，即符合面部平面线，属于理想型。

(2) 后缩型：鼻根点与前鼻棘连线和前鼻棘与颏下点连线二者之交角突向前方，形成向后开放的钝角。此钝角越小，越影响美观。

(3) 前突型：鼻根点与前鼻棘连线和前鼻棘与颏下点连线二者之交角突向后方，形成向前开放的钝角。微前突型对容貌美无大影响，但明显的下颏前突亦有损于美容。

11. 颈部

(1) 颈部皮肤特点：薄而松弛、横向走行、活动性较大，故在手术时常用横向切开有利于伤口愈合和减少瘢痕。面部整容时可取此处皮肤修补缺损。项部皮肤较厚且活动性较小。

(2) 理想的颈部特征：颈部，俗称脖子。颈部美丑不能一概而论，更不能简单地以长短、粗细来评定。理想的颈部，应该是细长适度，呈圆柱状，颈前中下部略呈纵向隆起，项部较平坦且无脂肪堆积；成人男性喉结突出，并随吞咽或说话上、下移动；女性甲状腺较男性明显，局部丰满；皮肤色泽正常，弹性好，光滑无皱襞；颈部位置居中，左、右对称，没有倾斜，活动自如。

六、体表的肌性标志

(一) 躯干部肌性标志

(1) 胸大肌：为胸前上部的肌性隆起。

(2) 前锯肌：在胸前外侧壁凸出呈锯齿状的肌齿。

(3) 腹直肌：腹前正中线两侧纵行隆起，肌肉收缩时，可在脐以上见到 3 条横沟，即为腹直肌的腱划。

(4) 斜方肌：在项部正中线及胸椎棘突向两侧肩峰伸展为三角形轮廓，运动时可辨认。

(5) 背阔肌：为覆盖腰部及胸部下方的扁肌，运动时可辨认其轮廓。

(6) 竖脊肌：脊柱两旁的纵行肌性隆起。

(二) 头颈部肌性标志

(1) 咬肌：咬紧牙关时，在下颌角前上方的肌性隆起。

(2) 颞肌：在颧弓上方的颞窝内。

(3) 胸锁乳突肌：头转向对侧时，颈部可明显看到从后上斜向前下的长条形肌性隆起。

(三) 四肢部肌性标志

(1) 三角肌：位于肩关节前、外、后侧三面，在肩部形成圆隆的外形。

(2) 肱二头肌：在臂的前面，当屈肘时明显膨隆。在肘窝可摸到肱二头肌的肌腱。

(3) 肱三头肌：在臂的后面，三角肌后缘下方可见肱三头肌长头。

(4) 鱼际：位于手掌拇指侧，形成一隆起，称鱼际。

(5) 臀大肌：在臀部形成圆隆外形，为臀部最大的一块肌。

(6) 股四头肌：位于股前部，是人体体积最大的肌。

(7) 小腿三头肌：为浅层的腓肠肌和深层的比目鱼肌在小腿后方形成的梭形膨隆的肌腹。

(8) 跟腱：小腿三头肌的三头会合形成一个肌腹，向下移行为跟腱，在踝关节后方，止于跟骨结节。

自 我 检 测

一、单项选择题

1. 骨的构造不包括(　　)。
   A. 关节内软骨　　　　B. 骨质　　　　　　C. 骨膜　　　　　　D. 骨髓
2. 位于颅后窝的是(　　)。
   A. 筛孔　　　　　　　B. 卵圆孔　　　　　C. 棘孔　　　　　　D. 破裂孔
3. 胸骨角两侧(　　)。
   A. 与第二肋骨相接　　　　　　　　　B. 与第三肋骨相接
   C. 与第二肋间隙平对　　　　　　　　D. 与第三肋间隙平对
4. 肩胛骨下角平对(　　)。
   A. 第 6 肋骨　　　　　B. 第 7 肋骨　　　　C. 第 8 肋骨　　　　D. 第 9 肋骨
5. 位于椎管前壁的韧带是(　　)。
   A. 前纵韧带　　　　　B. 后纵韧带　　　　C. 弓间韧带　　　　D. 棘上韧带

二、多项选择题

1. 颈椎的特点正确的是(　　)。
   A. 有横突孔　　　　　B. 椎体大　　　　　C. 有上下肋凹　　　D. 棘突末端分叉
   E. 棘突较长
2. 鼻旁窦(　　)。
   A. 筛窦前群开口于上鼻道　　　　　　B. 蝶窦开口于蝶筛隐窝
   C. 上颌窦开口于中鼻道　　　　　　　D. 额窦开口于中鼻道
   E. 筛窦后群开口于中鼻道
3. 属于躯干肌的是(　　)。
   A. 斜方肌　　　　　　B. 胸大肌　　　　　C. 膈　　　　　　　D. 三角肌
   E. 髂腰肌
4. 属于咀嚼肌的是(　　)。
   A. 咬肌　　　　　　　B. 颞肌　　　　　　C. 翼内肌　　　　　D. 翼外肌
   E. 颊肌
5. 背阔肌可使肱骨(　　)。
   A. 外展　　　　　　　B. 内收　　　　　　C. 旋内　　　　　　D. 后伸

　　E. 旋外

三、简答题

1. 颈椎、胸椎、腰椎各有何主要形态特点？
2. 鼻旁窦有哪些？分别写出各窦的位置和开口。
3. 使肘关节屈、伸和前臂旋前、旋后的肌各有哪些？
4. 请简述面型(汉字"八格"分类法)的特征。
5. 请叙述常见黄种人眼型的分类及主要特征。

第四章 消化系统

消化系统由消化管和消化腺组成(见图 4-1)。消化管是从口腔至肛门的肌性管道,全长蜿蜒且粗细不等,包括口腔、咽、食管、胃、小肠(包括十二指肠、空肠、回肠)和大肠(包括盲肠、阑尾、结肠、直肠和肛管)。临床上通常把从口腔到十二指肠的消化管,称为上消化道;空肠到肛门的消化管,称为下消化道。消化腺是分泌消化液的器官,包括大消化腺(如大唾液腺、肝和胰等)和小消化腺(如食管腺、胃腺和肠腺等)两种。

消化系统的主要功能是摄取食物,消化食物并吸收其中的营养物质,排出糟粕。此外,口腔、咽等部位还与味觉、呼吸、发音等功能有关。

为了从体表确定内脏各器官的正常位置,通常在胸腹部体表画出若干标志线和分区(见图 4-2),这对描述器官的正常位置、临床诊断和病理检查等都有重要的实用价值。

一、胸部标志线

1. 前正中线　沿身体前面正中所作的垂线。

2. 胸骨线　通过胸骨两侧缘所作的垂线。

3. 锁骨中线　通过锁骨中点所作的垂线。由于此线通过男性乳头,故可将此线称为乳头线。

4. 胸骨旁线　通过胸骨线与锁骨中线之间的中点所作的垂线。

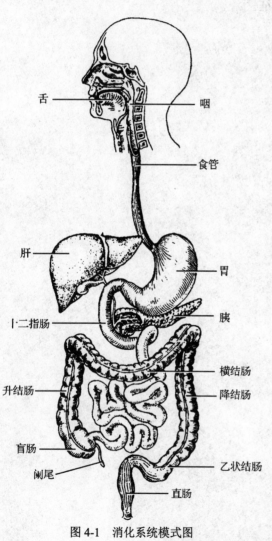

舌　咽　食管　肝　胃　十二指肠　胰　横结肠　升结肠　降结肠　盲肠　乙状结肠　阑尾　直肠

图 4-1　消化系统模式图

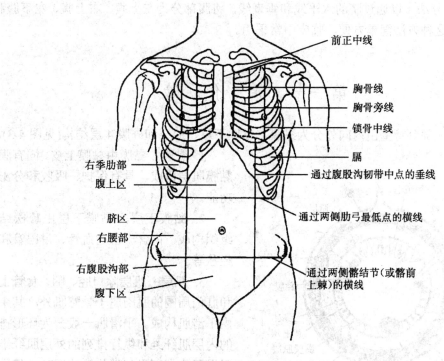

图 4-2　胸腹部标志线和分区

5. 腋前线　通过腋窝前缘(腋前襞)所作的垂线。

6. 腋后线　通过腋窝后缘(腋后襞)所作的垂线。

7. 腋中线　通过腋前、后线之间中点所作的垂线。

二、腹部标志线和分区

(一) 腹部的标志线

1. 上横线　通过两侧肋弓最低点(第 10 肋最低点)所作的水平线。

2. 下横线　通过两侧髂结节所作的水平线。

3. 左、右垂直线　通过两侧腹股沟韧带中点所作的垂线。

(二) 腹部的分区

1. 三部九区划分法　由以上两条横线和两条垂直线将腹部分为三部九区。其中，上下横线将腹部分为上、中、下三部。由两条垂直线把每一部再分为三个区，即腹上部分成中间的腹上区和左、右季肋区；腹中部分成中间的脐区和左、右腹外侧区(腰区)；腹下部分成中间的耻区(腹下区)和左、右腹股沟区(髂区)。

2. 四区划分法　以通过脐的水平线和垂直线，将腹部分为左上腹、右上腹、左下腹和右下腹 4 个区。这种方法简单方便，临床中常采用。

第一节　消　化　管

消化管的大部分管壁由内向外分为黏膜、黏膜下层、肌层和外膜 4 层结构(见图 4-3)。

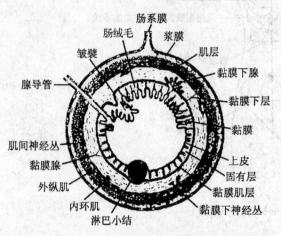

图 4-3　消化管微细结构模式图

1. 黏膜　黏膜由黏膜上皮、固有膜和黏膜肌层构成，具有保护、吸收和分泌等功能。

2. 黏膜下层　黏膜下层由疏松结缔组织构成，内含丰富的血管、淋巴管和神经丛等。

3. 肌层　肌层除口腔、咽、食管上部和肛门周围的肌肉属于骨骼肌外，其余均由平滑肌构成。平滑肌一般分为环形排列的内层肌纤维和纵行排列的外层肌纤维。平滑肌收缩可引起消化管的蠕动，促进食物消化以及向下的推送。

4. 外膜　外膜由薄层结缔组织构成，腹腔内大部分消化管外膜有一层间皮，与结缔组织共同构成浆膜。浆膜分泌的浆液可减少器官之间摩擦，便于器官的活动。

一、口腔、咽和食管

(一) 口腔

口腔为消化管的起始部，以上、下牙弓为界，分为前方的口腔前庭和后方的固有口腔，当上、下牙咬合时，口腔前庭与固有口腔经第三磨牙后方的间隙相通，临床上对牙关紧闭的病人急救时可通过此间隙进行插管、灌药和注入营养物质等。口腔的主要功能是咀嚼食物、消化食物、感受味觉以及辅助发音。

1. 口腔壁　口腔前壁为口唇，侧壁为颊，上壁为腭，下壁为口腔底。口腔向前以口裂通体外，向后经咽峡通咽。口唇由皮肤、口轮匝肌及黏膜构成，分上唇和下唇。颊由皮肤、颊肌和黏膜等构成。腭分为硬腭和软腭两部分。腭的前 2/3 以骨质为基础，表面覆以黏膜，称为硬腭；腭的后 1/3 由骨骼肌和黏膜构成，称为软腭。软腭后缘游离，中央有一下垂的突起，

称腭垂。由腭垂向两侧各有两条弓形的黏膜
皱襞，其前方的一条向下连于舌根，称腭舌
弓；后方的一条向下连于咽侧壁，称腭咽弓。
口腔通咽腔的门户称为咽峡，由腭垂，左、
右腭舌弓和舌根共同围成(见图4-4)。

2. 口腔及其周围结构

(1) 牙：是人体最坚硬的器官，嵌入上、
下颌骨牙槽内，分别排列成上牙弓和下牙弓
(见图4-4、图4-5)，其作用主要是咬切、撕
裂和磨碎食物，以及辅助发音功能。每个牙
都分为暴露于牙龈以外的牙冠、嵌入牙槽内
的牙根和位于牙冠与牙根之间的牙颈三部分
(见图4-6)。人的一生中出两组牙。第1次出
的牙为乳牙，在生后6个月始，至2～3岁出
齐，乳牙共20颗。第2次出的牙为恒牙，自
6～7岁乳牙先后脱落始，至18～30岁共出恒牙32颗。

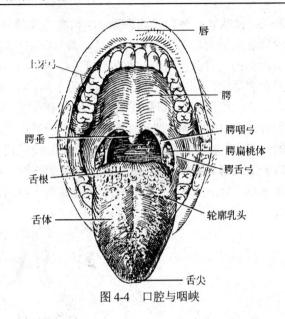

图4-4 口腔与咽峡

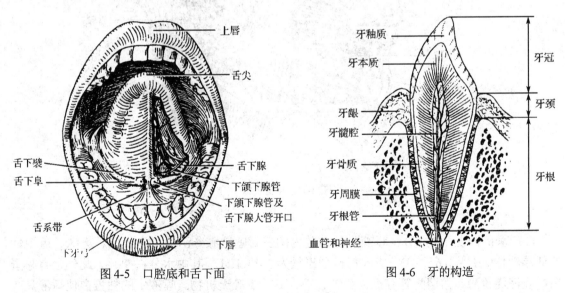

图4-5 口腔底和舌下面　　图4-6 牙的构造

(2) 舌：位于口腔底，以骨骼肌为基础，表面覆以黏膜构成，具有感受味觉、协助咀嚼、
吞咽食物和辅助发音等功能。舌上面"人"字形界沟，将舌分为前2/3的舌体和后1/3的舌根，
舌体的前端称为舌尖，舌上面的黏膜表面有许多小突起，称为舌乳头。按其形态可分为丝状

乳头、菌状乳头和轮廓乳头等。丝状乳头数量最多,具有一般感觉功能。菌状乳头数量较少,轮廓乳头最大,两者均含有味蕾,具有味觉功能。舌下正中的黏膜皱襞,称为舌系带,其根部两侧的一对黏膜隆起,称为舌下阜,下颌下腺和舌下腺开口于此。由舌下阜向后外侧延伸的黏膜隆起,称为舌下襞,深面有舌下腺(见图4-5)。

　　(3) 大唾液腺:口腔周围有3对大唾液腺,即腮腺、下颌下腺和舌下腺(见图4-7)。其分泌物有湿润口腔黏膜、调和食物及分解淀粉等作用。腮腺是最大的一对,略呈三角形,位于耳廓的前下方。腮腺管从腮腺前缘发出,紧贴咬肌表面前行,至咬肌前缘急转向内,穿过颊肌,开口于上颌第2磨牙平对的颊黏膜上。下颌下腺呈卵圆形,位于下颌骨体的内侧,其腺管开口于舌下阜。舌下腺呈杏仁状,位于口腔底舌下襞的深面,其腺管开口于舌下阜和舌下襞。

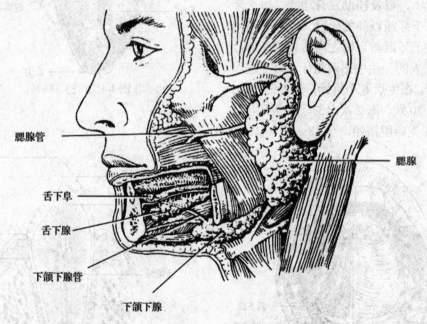

图 4-7　大唾液腺

　　3. 唾液

　　(1) 唾液的性质和成分:唾液是由口腔内的三对唾液腺分泌的,为无色、无味、近中性的低渗液体(pH 为 6.6~7.1)。成人每日分泌量为 1.0~1.5L,其中水分占 99%,此外含有黏蛋白、唾液淀粉酶、溶菌酶等有机物和钠、钾、钙、氯等无机物。唾液中的粘蛋白使唾液具有黏稠的性质。

　　(2) 唾液的作用:湿润与溶解食物,使食物易于吞咽,并引起味觉;清洁和保护口腔,清除口腔中的残余食物。当有害物质进入口腔时,它可起中和、冲淡作用,唾液中的溶菌酶还有杀菌作用；唾液中的淀粉酶可使淀粉分解，转变为麦芽糖；唾液还具有排泄功能，体内一些物质，如铅和汞等都可随唾液排出。

(二) 咽

1. 咽的形态和位置 咽为上宽下窄、前后略扁的漏斗形肌性管道，是消化和呼吸的共同通道。咽上起自颅底，下至第 6 颈椎下缘水平与食管相连，咽的前方与鼻腔、口腔和喉腔相通，后方与上 6 个颈椎相邻。

2. 咽的分部和结构 咽自上而下可分为鼻咽、口咽和喉咽三部分(见图 4-8)。

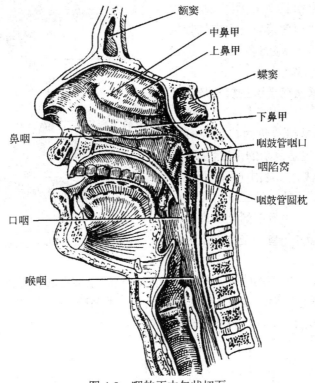

图 4-8 咽的正中矢状切面

(1) 鼻咽：位于鼻腔的后方，向前借鼻后孔与鼻腔相通。在其侧壁上各有一咽鼓管咽口，空气可经此口进入中耳的鼓室。该口的后上方有一半环形的隆起，称咽鼓管圆枕，在圆枕的后方有一深窝，称咽隐窝，鼻咽癌好发于此处。

(2) 口咽：位于口腔的后方，向前借咽峡与口腔相通。在其侧壁上，腭舌弓和腭咽弓之间的凹陷，称扁桃体窝，窝内容纳腭扁桃体。腭扁桃体是淋巴器官，具有防御功能。

(3) 喉咽：位于喉的后方，向前借喉口与喉腔相通。喉咽下接食管。

(三) 食管

1. 食管的位置和形态　食管是一条略呈扁、窄的肌性管道，上端起自第6颈椎椎体下缘并向下与咽相续，沿脊柱的前方和气管的后方下行入胸腔，穿膈的食管裂孔至腹腔，于第11胸椎左侧与胃贲门相连(见图4-9)。食管全长有三处生理性狭窄：第一处狭窄位于咽与食管相续处，距中切牙约15cm；第二处狭窄位于食管被左主支气管从前方斜跨过交叉处，距中切牙约25cm；第三处狭窄位于食管穿过膈的食管裂孔处，距中切牙约40cm。临床意义在于这些狭窄是食管异物易滞留的部位，也是肿瘤的好发部位。

2. 吞咽　吞咽是指食物内口腔经咽和食管进入胃的过程，也是复杂的反射性活动。吞咽可分三期；第一期，食团由口腔到咽部，是在大脑的支配下进行的；第二期，食团由咽部到达食管上段，是由反射活动实现的；第三期，食团由食管进入胃，是食管肌肉蠕动完成的。

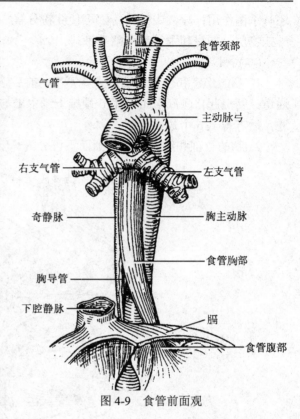

图4-9　食管前面观

蠕动是指平滑肌有顺序的收缩和舒张引起的一种向前推进的波形运动。在食团的上方为收缩波，在食团的下方则为舒张波，舒张波和收缩波不断向下移动，将食团逐渐推入胃内(见图4-10)。蠕动是消化管推送内容物的一种基本运动方式。

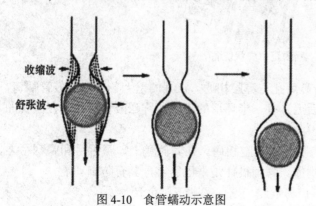

图4-10　食管蠕动示意图

二、胃

胃是消化管中最膨大的部分。其功能在于当食物由食管入胃后，一方面可以起到暂时贮存的作用，另一方面是食物与胃液混合后进行初步消化，然后再逐渐被送入十二指肠。

(一) 胃的位置、形态与结构

1. 胃的位置和形态　胃在中等充盈时，大部分位于左季肋区，小部分位于腹上区。胃有两口、两壁、两缘，可分为四部(见图 4-11)。两口包括入口和出口，入口为食管与胃相连处称为贲门，贲门位于第 11 胸椎左侧；出口为胃与十二指肠相连处称为幽门，幽门位于第 1 腰椎右侧。两壁包括前壁和后壁，胃前壁朝向前上方；胃后壁朝向后下方。两缘包括胃小弯和胃大弯，胃小弯是指胃的上缘；胃大弯是指胃的下缘。四部是指将胃分成四个部分，即指靠近胃贲门的部分，称贲门部；自贲门向左上方膨出的部分，称为胃底；胃的中间广大部分为胃体；近于幽门的部分，称为幽门部。幽门部中紧接幽门呈管状的部分，称为幽门管；幽门管左侧稍膨大部分，称为幽门窦。胃小弯和幽门部是胃溃疡的好发部位。

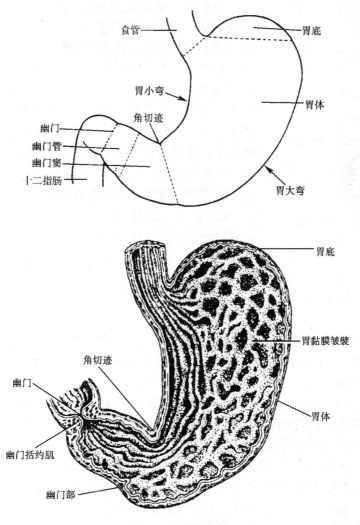

图 4-11　胃的黏膜

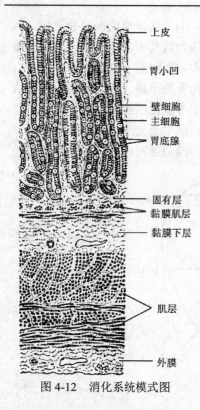

图 4-12　消化系统模式图

图中标注：
上皮
胃小凹
壁细胞
主细胞
胃底腺
固有层
黏膜肌层
黏膜下层
肌层
外膜

2. 胃壁的微细结构　胃壁由内向外，可分为黏膜、黏膜下组织、肌层和外膜四层结构(见图 4-12)。

(1) 黏膜：新鲜的胃黏膜为淡红色，胃内空虚时，黏膜形成许多皱襞；当充满食物胃扩张时，则皱襞消失。用放大镜观察黏膜表面可见有许多小凹，称为胃小凹，它是胃腺的开口处。在胃幽门处，黏膜形成环形皱襞，称为幽门瓣。

胃黏膜上皮为单层柱状上皮，能分泌黏液，保护黏膜。上皮向下凹陷形成管状的胃腺，伸入由结缔组织构成的固有膜中。在胃底和胃体部的腺体，称为胃底腺，是胃腺的主要腺体，由主细胞(胃酶细胞)、壁细胞(盐酸细胞)和颈黏液细胞组成。主细胞分布于腺的体部和底部，分泌胃蛋白酶原，在盐酸的作用下，变为胃蛋白酶，消化蛋白质。壁细胞分布于腺的上段，分泌盐酸。此外，壁细胞还可分泌内因子，在胃肠内与维生素 B_{12} 结合成复合物，使维生素 B_{12} 不被水解酶破坏，并促进回肠吸收维生素 B_{12}，供红细胞生成需要。颈黏液细胞分布于腺的颈部，分泌黏液。

(2) 黏膜下组织：由疏松结缔组织构成，含有丰富的血管、淋巴管和神经。

(3) 肌织膜：胃壁的肌层很发达，由内斜、中环和外纵三层平滑肌构成。环形平滑肌在幽门处特别增厚，形成幽门括约肌。

(4) 外膜：由浆膜组成。

(二) 胃液

1. 胃液的性质　胃液是由胃腺及胃黏膜上皮细胞的分泌物构成，纯净的胃液是一种无色透明的强酸性液体，pH 为 0.9～1.5，正常成人每天胃液的分泌量为 1.5～2.5L。

2. 胃液的主要成分及作用　胃液的成分主要有盐酸、胃蛋白酶原、黏液、内因子等。

(1) 盐酸：胃液中的盐酸也称胃酸，是由壁细胞分泌的。胃液中的盐酸大部分为游离酸，只有小部分与蛋白质结合成为结合酸。二者酸度的总和称为总酸度。

盐酸的主要作用：激活无活性的胃蛋白酶原，使之转变为有活性的胃蛋白酶，并提供酸性环境，增加胃蛋白酶的活性；抑制和杀灭胃内的细菌；盐酸进入小肠后还能促进胰液、胆汁和小肠液的分泌；盐酸所提供的酸性环境有利于小肠对铁和钙的吸收；盐酸可使食物中的蛋白质变性，易于消化。由此可见，盐酸对人体消化功能具有重要意义。但若盐酸分泌过多，对胃和十二指肠黏膜有侵蚀作用，是溃疡病的发病原因之一。盐酸分泌过少，可引起消化不良。

　　胃黏膜既具有防止 H^+ 从胃腔侵入黏膜内的作用，又有防止 Na^+ 从黏膜内透出的作用，称为胃黏膜屏障。该屏障使胃黏膜不易受到胃酸的直接作用。胃黏膜如受到细菌的侵袭以及较高浓度的乙醇、阿司匹林等物质刺激时，可使黏膜屏障遭到破坏，导致溃疡病的发生。

　　(2) 胃蛋白酶原：由胃底腺的主细胞分泌。它在盐酸或已活化的胃蛋白酶的激活下，成为有活性的胃蛋白酶。胃蛋白酶可将食物中的蛋白质分解为胨和胨及少量的多肽和氨基酸。它只有在酸性较强的环境中才能发挥作用，最适宜的 pH 值为 2.0。

　　(3) 黏液：胃的黏液是由胃黏膜表面上皮细胞、胃底腺的黏液颈细胞以及贲门腺和幽门腺共同分泌的，主要成分是糖蛋白。由于糖蛋白的存在，使黏液具有较高的黏滞性和形成凝胶的特性。覆盖在胃黏膜表面的黏液具有润滑作用，可减少粗糙食物对胃黏膜的机械性损伤。

　　胃的黏液与胃黏膜分泌的 HCO_3^- 一起，构成了"黏液—碳酸氢盐屏障"(胃黏液屏障)。它的主要作用是能有效阻止胃腔中的 H^+ 向胃黏膜扩散，并能中和 H^+，防止胃酸和胃蛋白酶对胃黏膜的侵蚀。大量饮酒可破坏这种保护作用。

　　(4) 内因子：内因子由胃底腺的壁细胞分泌，是一种不耐热的糖蛋白，它能与食物中的维生素 B_{12} 结合形成复合物后，一方面保护维生素 B_{12} 免遭蛋白水解酶的破坏，另一方面可促进维生素 B_{12} 在回肠的吸收。若缺乏内因子，可影响维生素 B_{12} 的吸收。维生素 B_{12} 是促进红细胞成熟的物质，若吸收障碍，则产生巨幼红细胞性贫血。

　　(三) 胃的运动

　　1. 胃运动的形式及作用

　　(1) 容受性舒张：咀嚼和吞咽动作可反射性地引起胃壁肌肉松弛，使胃内压降低，便于容纳食物，称容受性舒张。

　　(2) 紧张性收缩：胃的平滑肌经常保持一定程度轻微而持续的收缩状态，称为紧张性收缩。进食后，胃的紧张性收缩加强，使胃内压升高，有助于胃内的消化和胃排空。

　　(3) 蠕动：食物进入胃约 5min 后蠕动开始，蠕动波从胃体中部开始，一波未平一波又起地向幽门方向推进。蠕动波的频率约 3 次/min，通常每次蠕动波到达幽门时，可将 1～3ml 食糜推入十二指肠。胃的蠕动还可使胃液与食物充分混合，形成食糜以利于进行化学性消化(见图 4-13)。

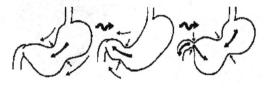

图 4-13　胃的蠕动

　　2. 胃排空　食物由胃排入十二指肠的过程称为胃排空。排空的速度与食物性状及其化学成分有关。流体食物排空快，固体食物排空慢，糖类食物排空快，蛋白质次之，脂类食物的排空最慢。一般混合食物的排空时间约 4～6 小时。

　　3. 呕吐　呕吐是指胃及十二指肠内容物经口腔强力驱出的动作。呕吐是一种复杂的反射活动，呕吐中枢位于延髓。颅内压增高，可直接刺激该中枢，引起呕吐。在呕吐中枢附近，存在一个特殊的化学感受区，某些催吐药通过刺激该化学感受区，再兴奋呕吐中枢，引起呕吐。机械的、化学的刺激作用于咽部、胃、肠管、胆总管、泌尿生殖器官等处的感受器，都能引起呕吐。此外视器和内耳前庭器官的感受器受到异常刺激也可引起呕吐。呕吐是一种具有保护意义的防御反射。通过呕吐可清除消化管中的有害物质，因此临床上常用催吐的方法抢救药物或食物中毒的病人。但剧烈而频繁的呕吐，不但消耗体力，还可导致人量消化液的丢失，引起体内水盐代谢和酸碱平衡的紊乱。

三、小肠

(一) 小肠的形态与结构

1. 小肠的分部　小肠是消化管中最长的一段，也是食物消化吸收最重要的场所。上端起于幽门，下端与盲肠相连。小肠全长约 5～7m，由上而下可分为十二指肠、空肠和回肠三部分。

(1) 十二指肠：为小肠的起始段，呈"C"字形包绕胰头。位于腹后壁第 1～3 腰椎的高度，可分为上部、降部、水平部和升部(见图 4-14)。上部左侧与幽门相连接的一段肠壁较薄，黏膜面光滑无环状皱襞，称为十二指肠球，是十二指肠溃疡的好发部位。在降部的左后壁上有一纵行的黏膜皱襞，其下端为十二指肠大乳头，有胆总管和胰管的共同开口，胆汁和胰液由此流入十二指肠内。

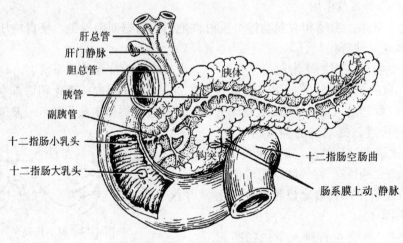

图 4-14　胰和十二指肠

(2) 空肠和回肠：位于腹腔的中部和下部，周围为大肠所环抱。空肠上端起于十二指肠升部末端，回肠下端借回盲口与大肠的盲肠连通。空肠与回肠之间无明显界限，空肠约占空、回肠的上 2/5，回肠约占空、回肠的下 3/5。

2. 小肠壁的微细结构　小肠壁由内向外可分为黏膜、黏膜下层、肌膜和外膜四层结构。

(1) 黏膜：由单层柱状上皮、固有层及黏膜肌层构成。黏膜表面具有许多环状皱襞和绒毛，加上黏膜上皮游离面的纹状缘(即细胞表面密集排列的微绒毛)，增加了小肠与食物的接触面积，有利于营养物质的吸收。绒毛是由上皮和固有膜向肠腔突出而成。肠上皮被覆在绒毛表面，固有膜内的结缔组织为绒毛的轴心，内含一根贯穿绒毛全长的中央乳糜管(其中轴是毛细淋巴管)，其起端在绒毛顶端，呈盲管状，在乳糜管周围有毛细血管网(见图 4-15)。固有层中还有散在的平滑肌纤维，与绒毛的长轴平行；由于它的收缩，使绒毛产生伸缩性运动，以利于营养物质的吸收及输送。经小肠上皮吸收的氨基酸和葡萄糖等进入毛细血管，吸收的脂肪微粒等则进入中央乳糜管。

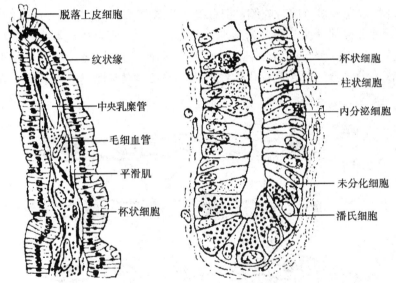

图 4-15　小肠绒毛与肠腺模式图

小肠黏膜内的淋巴滤泡位于黏膜固有膜内，可分为孤立淋巴滤泡和集合淋巴滤泡。空肠有孤立淋巴滤泡，而回肠除有孤立淋巴滤泡外，还有集合淋巴滤泡。这些淋巴组织在小肠壁内是防御装置，肠伤寒时，细菌常侵犯回肠集合淋巴滤泡，发生黏膜溃疡、坏死，有时可引起肠出血或肠穿孔。

(2) 黏膜下层：由疏松结缔组织构成，内含丰富血管、淋巴管和神经丛等。

(3) 肌膜：由内环、外纵两层平滑肌构成。

(4) 外膜：大部分为浆膜，但十二指肠的大部分为纤维膜。

(二) 小肠液

1. 小肠液的性质和成分　小肠液是由肠腺分泌的。正常成人每日分泌量约 1～3L。小肠液呈弱碱性，pH 值约为 7.6。小肠液中除含肠致活酶外，还含有水、电解质、黏蛋白等。

2. 小肠液的作用　小肠液中的肠激酶可激活胰蛋白酶原，使之变为有活性的胰蛋白酶，从而促进蛋白质的消化。其他的消化酶如麦芽糖酶、肽酶、蔗糖酶等均存在于小肠黏膜上皮细胞内，所以营养物质被吸收入小肠上皮细胞后．可再继续对它们进行消化。

(三) 小肠的运动

小肠的运动功能是靠小肠壁两层平滑肌的活动完成的。其运动形式有：

1. 紧张性收缩　小肠平滑肌的紧张性收缩是小肠其他运动进行的基础。当小肠紧张性收缩降低时小肠腔容易扩张，肠内容物的混合和推进减慢。相反，肠内容物的混合和推进加快。

2. 分节运动　小肠的分节运动是一种以环行肌为主的节律性收缩与舒张运动。食糜所在的一段肠管，环形肌在许多点同时收缩，把食糜分割成若干节段；随后，原来的收缩处舒张，而舒张处收缩，使原来的食糜节段分为两半，而邻近的两半则合拢，形成一个新的节段，如此反复进行(见图 4-16)。分节运动在空腹时几乎不存在，进食后逐渐增强。小肠的分节运动使食糜与消化液充分混合，便于进行化学性消化，并使食糜与肠壁紧密接触，为吸收创造良好的条件。

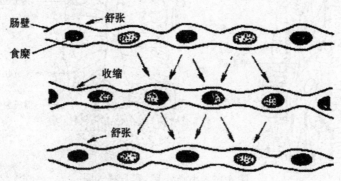

图 4-16　肠的分节运动模式图

3. 蠕动　小肠的蠕动能将食糜向大肠方向推送，它可发生在小肠的任何部位。一般蠕动传播的速度较慢，每次蠕动只能把食糜推进一小段距离，其意义在于使经过分节运动作用的食糜向前推进，到达一个新肠段，再开始分节运动。除一般蠕动外，在小肠内还存在一种推进速度快，传送距离远的蠕动形式，称为蠕动冲。蠕动冲可把食糜从十二指肠一直推向小肠末端，甚至到达大肠。此外，在十二指肠和回肠末段，有时可出现与蠕动方向相反的逆蠕动，使食物在该肠段停留时间延长。

肠蠕动时肠内容物被推动产生的声音，称为肠鸣音。蠕动亢进时，肠鸣音增强；肠麻痹时，肠鸣音减弱或消失。肠鸣音的强弱，具有一定的临床诊断意义。

在回肠末端与盲肠的交接处，环行肌增厚，称为回盲括约肌。平时它保持轻度收缩状态，蠕动波到达回肠末端时，回盲括约肌便舒张，内容物即进入大肠。当内容物充胀盲肠，刺激盲肠黏膜时，回盲括约肌又收缩。

四、大肠

(一) 大肠的分布和形态结构

大肠起自右髂窝内回肠末端，终于肛门，全长约 1.5m，略呈方框形，围绕在空、回肠的周围。根据大肠的位置和特点，可分为盲肠、阑尾、结肠、直肠和肛管。大肠的主要功能为吸收水分、维生素和无机盐，并将食物残渣形成粪便，排出体外。

1. 盲肠和阑尾

(1) 盲肠：是大肠的起始部，长约 6～8cm，下端为膨大的盲端，上续升结肠，一般位于右髂窝内。在其后上方有回肠末端的开口，此口称为回盲口。回盲口处有回盲瓣。在回盲口的下方，有阑尾的开口(见图 4-17)。

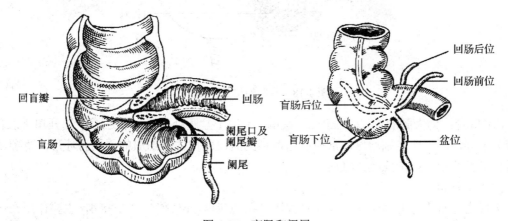

图 4-17　盲肠和阑尾

(2) 阑尾：形似蚯蚓，又称蚓突。上端连通盲肠，下端则以盲端游离，长约 7～9cm。阑尾根部的体表投影位置相对比较恒定，通常在脐与右髂前上棘连线的中、外 1/3 交界处，急性阑尾炎时该处可有压痛。

2. 结肠、直肠和肛管

(1) 结肠　结肠为介于盲肠和直肠之间的肠管。按其所在位置和形态，结肠又可分为升结肠、横结肠、降结肠和乙状结肠四部分。升结肠起自盲肠上端，沿腹后壁右侧上升，至肝右叶下面转向左移行为横结肠。横结肠呈弓状向左行，至脾前端转折向下，移行为降结肠。降结肠沿腹后壁左侧下降，至左髂嵴处移行为乙状结肠。乙状结肠呈"乙"字形弯曲，向下进入盆腔，至第 3 骶椎水平续于直肠。

(2) 直肠：位于盆腔，上端平第 3 骶椎处接乙状结肠，下端至盆膈处续于肛管。直肠后面与骶骨和尾骨相邻；直肠前面，在男性邻膀胱、前列腺、精囊等，在女性邻子宫和阴道。直肠侧面观，可见有两个弯曲，上段与骶骨前面的曲度一致，形成一凸向后的弯曲，称直肠骶曲；下段绕过尾骨尖前面转向后下方，形成一凸向前的弯曲，称直肠会阴曲(见图 4-18)。

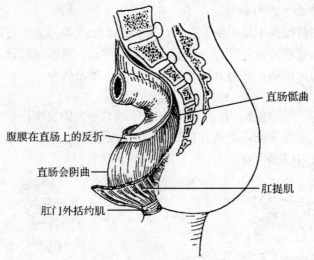

　　　　　　　　　　　　图 4-18　直肠的位置和外形

(3) 肛管：为大肠的末段，长约 3～4cm，上端于盆膈处与直肠相连，下端开口于肛门。肛管处的环形平滑肌特别增厚，形成肛门内括约肌；肛门内括约肌的周围有环形的骨骼肌，称肛门外括约肌，可随意括约肛门。

(二) 大肠液

大肠内含有丰富的大肠腺，能分泌碱性黏稠的液体，pH 值为 8.3～8.4，主要作用在于其中的黏液，它可保护肠黏膜和润滑大便。

(三) 大肠的运动及排便

1. 大肠的运动　大肠亦有分节运动和蠕动等运动形式，但运动少而缓慢，致使食物残渣停留在大肠达 10 小时以上，这有利于大肠对水、盐的吸收和粪便的暂时贮存。此外，大肠还有一种快速而有力的蠕动，称为集团蠕动。通常从横结肠开始，使内容物推至降结肠或乙状结肠，甚至直肠。集团蠕动一般见于进食后，食糜进入十二指肠，由十二指肠-结肠反射引起。

2. 排便　进入大肠的食物残渣，其中水分被大肠黏膜吸收，其余成分在肠内经细菌的发酵腐败作用，加上大肠分泌的黏液、脱落的上皮细胞、排泄的盐类、粪胆素及大量的细菌等形成粪便。

当粪便被推入直肠时，刺激直肠壁的压力感受器，经盆神经和腹下神经传入脊髓腰骶段的初级排便中枢，再传至大脑皮质产生便意。大脑皮质能随意控制排便反射活动。如条件允许，则由大脑皮质发放下行冲动，通过盆神经引起降结肠、乙状结肠和直肠收缩，肛门内括约肌舒张，同时阴部神经的传出冲动减少，肛门外括约肌舒张，使粪便排出体外。如果条件不允许，则由大脑皮质发出冲动，抑制脊髓初级排便中枢的活动，中止排便动作。但若经常有意控制排便，就会提高排便中枢神经元的阈值，降低排便中枢的敏感性，使粪便在肠内停留时间过久，水分被吸收过多而变干、变硬，不易排出，导致便秘。

第二节 消 化 腺

一、肝

肝是人体中最大的消化腺，也是最大的腺体，重约 1350g，相当于体重的 1/50。呈棕红色，质软而脆，受暴力打击易破裂出血。胆囊是贮存和浓缩胆汁的中空性器官。

(一) 肝的形态结构

(1) 肝的形态　肝呈楔形，可分为上、下两面，前、后两缘，左、右两叶(见图 4-19)。肝的上面隆凸，与膈相贴，肝的下面凹凸不平，与许多内脏相邻。肝的前缘(也称下缘)锐利，后缘钝圆。在肝的上面，可以镰状韧带为界，将肝分为肝左叶和肝右叶。肝右叶大而厚，左叶小而薄。肝下面中间部位为肝门，有肝门静脉、肝固有动脉、肝左管、肝右管、淋巴管和神经等出入。

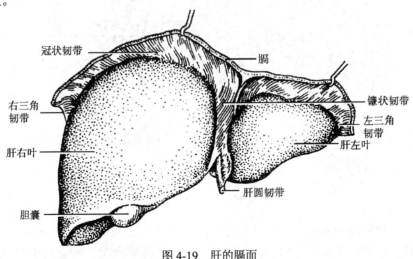

图 4-19　肝的膈面

(2) 肝的位置　肝的大部分位于右季肋区和腹上区,小部分可达左季肋区。在成年人,右肋弓下缘不应触及肝脏,否则认为肝肿大。但在腹上区,剑突下 3～5cm 范围内,触及肝下缘尚属正常。由于小儿的肝脏体积相对较大,所以肝的下缘可低于右肋弓下 2～3cm。

(二) 肝的组织结构

肝表面大部分覆盖着浆膜,浆膜深面又有一层较为致密的纤维膜包绕。纤维膜在肝门处增厚,随血管深入肝的实质,将肝脏分隔成许多肝小叶。入肝小叶周围的结缔组织少,故肝小叶界限不明显。

1. 肝小叶　是肝的基本结构单位,为多角形棱柱体,横切面呈多边形,长约 2mm,宽约 lmm。肝小叶中央有一条沿长轴贯行的静脉,称为中央静脉。中央静脉的管壁只由一层内皮细胞围成,管壁上有许多肝血窦的开口(见图 4-20)。

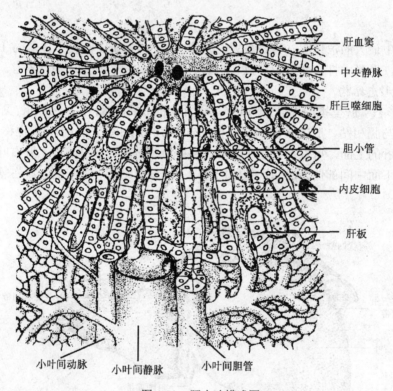

图 4-20　肝小叶模式图

肝细胞以中央静脉为中心向四周呈放射状排列,形成肝细胞板。肝细胞板由一层多边形的肝细胞组成,彼此吻合成网,网内空隙含有血液,称为肝血窦。肝血窦是扩大了的毛细血管,也连接成网,窦壁由内皮细胞和星状细胞构成,外被网状纤维包绕。在两个相邻的肝细胞之间，形成毛细胆管，近中央静脉处呈盲端。

2. 门管区　位于肝小叶之间，由结缔组织及其中所含的小叶间动脉、小叶间静脉和小叶间胆管组成(见图4-21)。

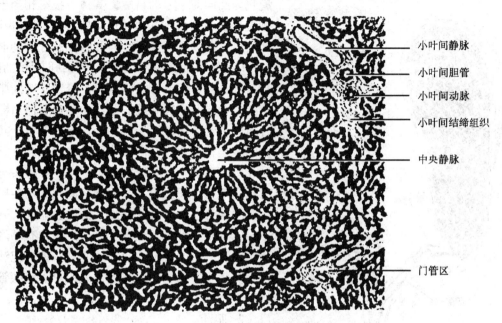

小叶间静脉

小叶间胆管

小叶间动脉

小叶间结缔组织

中央静脉

门管区

图4-21　肝的微细结构

(三) 肝的血管

肝的血液供应丰富，有两个来源，即肝门静脉和肝固有动脉。

1. 肝门静脉　肝门静脉是肝脏的功能血管，主要汇集来自消化管道的静脉，血液内含丰富的营养物质，输入肝内供肝细胞加工和贮存。肝门静脉入肝后经多次分支形成小叶静脉。小叶间静脉又不断分支，将血液输入肝血窦。肝血窦的血液从肝小周边向小叶中央流动，与肝细胞进行物质交换后流入中央静脉。中央静脉汇入小叶下静脉，小叶下静脉再汇合成肝静脉，最后注入下腔静脉。

2. 肝固有动脉　肝固有动脉是肝的营养动脉，随肝门静脉入肝后，反复分支，形成小叶间动脉。小叶间动脉的血液一部分供应小叶间组织的营养，另一部分则与肝门静脉血液共同进入肝血窦，故肝血窦的血液是混合性的。

3. 胆汁的排出途径　肝细胞分泌的胆汁流入毛细胆管，继而汇入小叶间胆管，再经肝左、右管出肝。

（四）胆囊和输胆管道

1. 胆囊与输胆管道

(1) 胆囊(见图 4-22)：位于肝右叶下面，略呈鸭梨形，可分为底、体、颈、管四部分。胆囊底为凸向前下方的盲端，其体表投影相当于右侧腹直肌外侧缘与右肋弓相交处。当胆囊发炎时，此处可有压痛。胆囊有贮存和浓缩胆汁的功能。

(2) 输胆管道(见图 4-23)：包括肝左管、肝右管、肝总管、胆囊管及胆总管。肝内小叶间胆管逐渐汇合成肝左管和肝右管，两管出肝门后即汇合成肝总管。肝总管长约 3cm，末端与位于其右侧的胆囊管汇合，共同形成胆总管。胆总管长约 4cm，向下经十二指肠上部的后方，至胰头与十二指肠降部之间，进入十二指肠降部的左后壁，在此与胰管汇合，形成略膨大的肝胰壶腹，开口于十二指肠大乳头。在肝胰壶腹的壁内有环形平滑肌，称肝胰壶腹括约肌。此肌具有控制胆汁排出和防止十二指肠内容物返流入胆总管和胰管的作用。

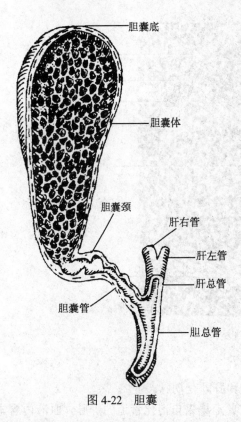

图 4-22 胆囊

标注：胆囊底、胆囊体、胆囊颈、胆囊管、肝右管、肝左管、肝总管、胆总管

2. 胆汁

(1) 胆汁的性质和成分：胆汁由肝细胞分泌，在非消化期，胆汁贮存于胆囊内。当进食时，胆汁由肝及胆囊大量排出，经胆总管进入十二指肠。正常成人每日分泌量为 0.8~1.0L。新鲜的胆汁是一种金黄色、苦味的液体，称为肝胆汁。贮存在胆囊内的胆汁因水分和碳酸氢盐被吸收而浓缩，使其成为深绿色黏稠液体，称胆囊胆汁。胆汁中不含消化酶，主要含有胆盐、胆色素、胆固醇、卵磷脂和多种无机盐。胆汁的消化作用是通过其中的胆盐来实现的。

(2) 胆盐的作用：乳化脂肪，胆盐、胆固醇和卵磷脂可作为乳化剂，降低脂肪表面张力，使脂肪乳化成微滴，从而增加脂肪酶的作用面积，加速脂肪的分解；帮助脂肪吸收，胆盐与脂肪酸、甘油一酯、胆固醇等结合形成水溶性复合物，将不溶于水的甘油一酯、长链脂肪酸等分解产物运送到肠黏膜表面，促进肠黏膜对分解产物的吸收；胆汁在促进脂肪分解产物吸收的同时也促进了脂溶性维生素 A、D、E、K 的吸收；胆盐在小肠内被吸收后可直接刺激肝细胞分泌胆汁，这种作用称为胆盐的利胆作用。因此，胆盐还是促进胆汁自身分泌的体液因素。

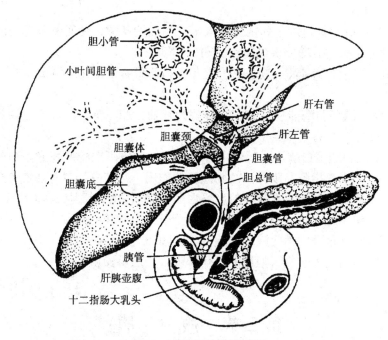

图 4-23　输胆管道模式图

胆小管
小叶间胆管
肝右管
肝左管
胆囊颈
胆囊体
胆囊管
胆总管
胆囊底
胰管
肝胰壶腹
十二指肠大乳头

二、胰

(一) 胰的形态位置与功能

1. 胰的位置和形态　胰位于胃的后方，位置较深，在第1、第2腰椎水平横贴于腹后壁，前面有腹膜覆盖。胰为长棱柱状，可分为头、体、尾三部分。胰头较宽大，被十二指肠所环抱；胰体是胰的中间大部分，横跨下腔静脉、腹主动脉、左肾及左肾上腺前面；胰尾是左端狭细部，抵达脾门后下方。在胰的实质内有与长轴平行的胰管。胰管起自胰尾部，沿途汇集各小叶导管，最后与胆总管合并，共同开口于十二指肠大乳头。

2. 胰的主要功能　胰是人体第二大消化腺，重约100g，由外分泌部和内分泌部两部分组成。外分泌部分泌胰液，经胰管排入十二指肠，有分解蛋白质、糖类和脂肪的功能。胰的内分泌部即胰岛，分布于胰的实质内，大多存在于胰尾部，主要分泌胰岛素，直接进入血液，可调节血糖的代谢。

(二) 胰液的性质与作用

1. 胰液的性质　胰液由胰腺的腺泡所分泌，为无色透明的碱性液体，pH 值为 7.8～8.4。成人每日的分泌量为 1～2L。

2. 胰液的主要成分及作用

(1) 碳酸氢盐：碳酸氢盐能中和由胃进入十二指肠的盐酸，使肠黏膜免受强酸的侵蚀，并为小肠内各种消化酶的活动提供最适宜的 pH 环境。

(2) 胰淀粉酶：胰淀粉酶能将淀粉分解为麦芽糖和葡萄糖。胰淀粉酶最适宜的 pH 值为 6.7~7.0。

(3) 胰脂肪酶：胰脂肪酶能使甘油三酯降解为甘油二酯、单甘油酯、甘油和脂肪酸。它最适宜的 pH 值为 7.5~8.5。

(4) 胰蛋白酶原和糜蛋白酶原：胰液中含有无活性的胰蛋白酶原和糜蛋白酶原。胰蛋白酶原进入小肠后，在十二指肠黏膜分泌的肠激酶的作用下，转变为具有活性的胰蛋白酶。胰蛋白酶又可使糜蛋白酶原转变为有活性的糜蛋白酶。胰蛋白酶和糜蛋白酶都能分解蛋白质为胨和朊。两者共同作用时，可使蛋白质分解为小分子的多肽和氨基酸。胰液含有的消化酶的种类很多，是消化能力最强的消化液。当胰液分泌障碍时，将出现消化不良，食物中的蛋白质和脂肪不能被完全消化和吸收，但糖的消化和吸收一般不受影响。

第三节 腹 膜

一、腹膜的配布

腹膜为覆盖于腹、盆部的一层薄而光滑的浆膜呈半透明状，由单层扁平上皮和少量结缔组织构成。

腹膜分为两部分，一是衬贴于腹、盆壁内表面的壁腹膜，二是覆盖于腹、盆腔脏器表面的脏腹膜。脏、壁腹膜互相移行，共同形成一个不规则的巨大潜在间隙称腹膜腔，内有少量的浆液。在男性，为一密闭的腔；在女性，则可借输卵管腹腔口，经输卵管、子宫和阴道与外界相通，通常这一通道在子宫颈管处为黏液栓所封闭，由于这种解剖特点，女性腹膜腔感染的概率远大于男性。

脏腹膜很薄且紧附于脏器表面。壁腹膜较厚，它与腹、盆壁之间还有一层疏松结缔组织，称腹膜外组织。

二、腹膜的功能

腹膜能分泌少量浆液，有润滑和减少脏器间摩擦的作用。腹膜还有吸收的功能。对脏器有支持和固定位置的作用。由于腹膜的易粘连性，可促进损伤的修复和防止腹腔炎症的扩散，但也往往是术后肠粘连并发症的重要原因。

三、腹膜与腹盆腔脏器的关系

根据脏器被腹膜覆盖的情况，可分为腹膜内位器官、腹膜间位器官和腹膜外位器官三类(见图 4-24)。

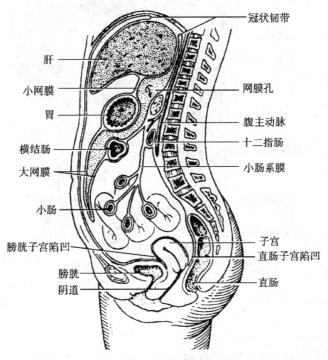

图 4-24 腹膜配布

1. 腹膜内位器官 凡脏器周围各面几乎均为腹膜覆盖者，称为腹膜内位器官，此类脏器活动度较大。如胃、十二指肠上部、空肠、回肠、脾及卵巢等。

2. 腹膜间位器官 脏器的三面或大部分由腹膜覆盖者，称为腹膜间位器官。如肝、胆囊、升结肠、降结肠、子宫及充盈膀胱等。

3. 腹膜外位器官 脏器仅有一面或小部分被腹膜覆盖者，称为腹膜外位器官，此类脏器活动度最小。如肾、肾上腺、输尿管、十二指肠降部和下部及空虚膀胱等。

四、腹膜形成的结构

腹膜从腹、盆壁移行于脏器或在脏器与脏器之间，形成许多腹膜结构，包括网膜、系膜、韧带、窝、凹和沟等。

1. 网膜　网膜是指与胃相连的腹膜结构，包括小网膜和大网膜等(见图 4-25)。

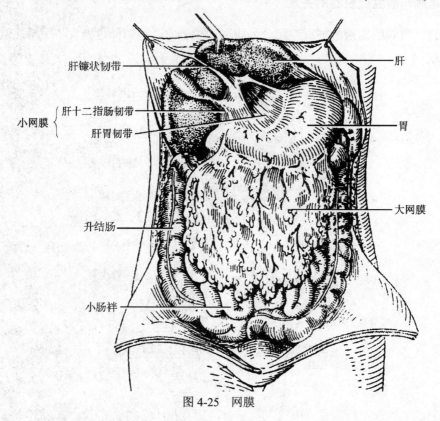

图 4-25　网膜

（1）小网膜：是自肝门移行至胃小弯和十二指肠上部的双层腹膜结构。连于肝和胃小弯之间的称肝胃韧带，连于肝与十二指肠上部之间的称肝十二指肠韧带，其右侧缘为游离缘，后方有网膜孔通网膜囊。

（2）大网膜：是连于胃和横结肠之间的四层腹膜结构，疏薄呈筛状，含有数量不等的脂肪及吞噬细胞，前两层自胃大弯起始，向下经横结肠和小肠前方，然后返折向上构成后两层连于横结肠。四层腹膜常融合在一起。有包围炎症病灶和限制脓液扩散的作用，是腹膜腔内的重要防御装置。

（3）网膜囊：是位于小网膜、胃后方与腹后壁的扁窄的腹膜间隙，是腹膜腔的一部分，又称小腹膜腔。

2. 系膜　系膜是指将肠管固定于腹后壁的双层腹膜结构，两层中有到达器官的神经、血管和淋巴管通过，包括肠系膜、阑尾系膜、横结肠系膜、乙状结肠系膜。其中，肠系膜最长，呈扇形连于空、回肠，其根部从第 2 腰椎左侧至骶髂关节前方。由于小肠系膜长，因此，空、回肠活动性大，有利于食物在肠腔内充分消化和吸收，但也是发生肠扭转的因素之一。

3. 韧带　韧带是指连于脏器与腹壁之间或连于相邻脏器之间的腹膜结构，有悬吊和固定脏器的作用，亦为双层腹膜构成。在肝、肾和脾等器官周围均有许多韧带联系。如肝上面有镰状韧带和冠状韧带，下面有肝十二指肠韧带和肝胃韧带；脾的周围有从脾门连于胃大弯的脾胃韧带，脾门连于左肾的脾肾韧带；结肠左曲外侧与膈之间的膈结肠韧带；子宫两侧有子宫阔韧带等。

4. 盆腔内的腹膜陷凹　腹膜在盆腔脏器间形成的一些较大而恒定的凹陷。在男性，膀胱与直肠之间有深而大的直肠膀胱陷凹。在女性，直肠与膀胱之间有直肠子宫陷凹，膀胱与子宫之间有较浅的膀胱子宫陷凹。男性的直肠膀胱陷凹，女性的直肠子宫陷凹，为立位或坐位时腹膜腔的最低点，当腹膜腔积液时，液体可积聚在这些最低部位。

自 我 检 测

一、单项选择题

1. 不含味蕾的舌乳头是(　　)。
　　A. 丝状乳头　　　　　B. 菌状乳头　　　　　　C. 轮廓乳头　　　　　D. 叶状乳头
2. 梨状隐窝位于(　　)。
　　A. 鼻咽部　　　　　　B. 口咽部　　　　　　　C. 喉咽部　　　　　　D. 喉腔
3. "$\llcorner 5$" 代表(　　)。
　　A. 左上颌第 2 乳磨牙　　　　　　　　　B. 右上颌第 2 乳磨牙
　　C. 左上颌第 2 前磨牙　　　　　　　　　D. 右上颌第 2 前磨牙
4. 辨认空肠起点主要依靠(　　)。
　　A. 小肠系膜　　　　　　　　　　　　　B. 小网膜
　　C. 肝十二指肠韧带　　　　　　　　　　D. 十二指肠悬韧带(Treitz 韧带)
5. 阑尾最多见的位置是(　　)。
　　A. 回肠前位　　　　　B. 盲肠后位　　　　　　C. 回肠后位　　　　　D. 盲肠前位

二、多项选择题

1. 下列为内脏器官的是(　　)。
　　A. 肾　　　　　　　　B. 心　　　　　　　　　C. 肝　　　　　　　　D. 淋巴结
　　E. 脾

2. 属于上消化道的器官是(　　)。

　　A. 口腔　　　　　　　B. 食管　　　　　　　C. 胃　　　　　　　D. 空肠

　　E. 十二指肠

3. 胃可分为(　　)几部

　　A. 幽门部　　　　　　B. 贲门部　　　　　　C. 胃体　　　　　　D. 胃底

　　E. 幽门部

4. 食管据行程可分为(　　)。

　　A. 胸部　　　　　　　B. 腹部　　　　　　　C. 盆部　　　　　　D. 壁内部

　　E. 颈部

5. 大肠包括(　　)。

　　A. 盲肠　　　　　　　B. 升结肠　　　　　　C. 直肠　　　　　　D. 肛管

　　E. 降结肠

三、简答题

1. 简述咽的分部及其交通。
2. 简述食管的狭窄及意义。
3. 简述空、回肠的区别。
4. 简述盐酸的作用。
5. 简述胰液的成分及作用。

第五章 呼吸系统

机体与外界环境之间的气体交换过程，称为呼吸。呼吸可以从外界环境中摄取 O_2 并排出体内的 CO_2。呼吸系统由鼻、咽、喉、气管、主支气管和肺组成(见图 5-1)。肺由肺内各级支气管和肺泡构成。肺泡是气体交换的场所。呼吸道是指鼻、咽、喉、气管和各级支气管。临床上通常把鼻、咽、喉称为上呼吸道，气管和各级支气管为下呼吸道。呼吸过程包括三个步骤：一是外呼吸，即指外界环境与血液在肺部的气体交换。二是气体在血液中的运输，即指 O_2 由肺部经血液运到组织，CO_2 由组织运输到肺。三是内呼吸，即血液与组织间的气体交换。

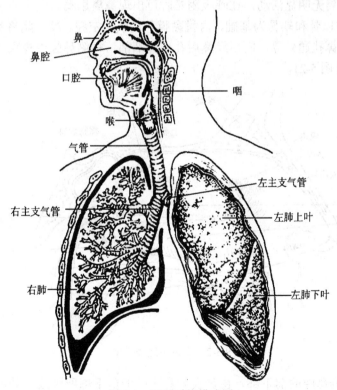

鼻
鼻腔
口腔
喉
气管
咽
左主支气管
右主支气管
左肺上叶
右肺
左肺下叶

图 5-1 呼吸系统模式图

呼吸系统的主要功能是进行气体交换，即从体外吸入氧气，同时将体内的二氧化碳排出体外。此外，鼻有嗅觉功能，喉有发音功能。

第一节　呼吸道和肺

一、呼吸道

(一) 鼻

鼻是呼吸道的起始部，又是嗅觉器官，由外鼻、鼻腔和鼻旁窦三部分组成。

1. **外鼻**　外鼻以骨和软骨为支架，表面被覆皮肤。软骨部表面的皮肤较厚，活动度较差，富含皮脂腺和汗腺，为痤疮、酒渣鼻及疖肿的好发部位。

外鼻的上端为鼻根，下端为鼻尖，两者之间为鼻背。鼻尖两侧膨隆部分为鼻翼。在平静呼吸的情况下，鼻翼无明显活动，在呼吸困难时可出现鼻翼扇动。

2. **鼻腔**　鼻腔以骨和软骨为基础，内衬黏膜和皮肤的空腔。鼻中隔将鼻腔分为左、右两个腔，各腔向前以鼻孔通外界，向后经鼻后孔通鼻咽部。每侧鼻腔以鼻阈为界分为鼻前庭和固有鼻腔两部分(见图 5-2)。

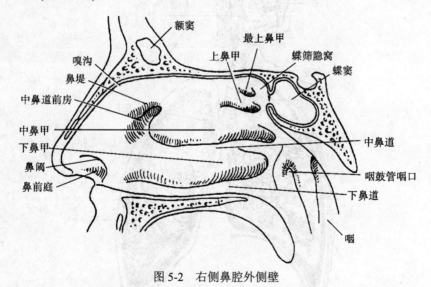

图 5-2　右侧鼻腔外侧壁

(1) **鼻前庭**：为鼻腔的前下部，由鼻翼和鼻中隔的前下部所围成，其内衬皮肤，生有鼻毛，借以过滤、净化空气。鼻前庭皮肤富有皮脂腺和汗腺，是疖肿的好发部位。由于缺少皮下组织，皮肤直接与软骨膜紧密相连，故发生疖肿时疼痛明显。

(2) 固有鼻腔：为鼻腔的后上部，由上、下、内侧和外侧壁围成。上壁为筛板，邻颅前窝。下壁为腭，即口腔的顶。内侧壁为鼻中隔，主要由筛骨垂直板、犁骨和鼻中隔软骨覆以黏膜构成。鼻中隔常偏向一侧，尤以偏向左侧者居多。鼻中隔黏膜的前下部血管丰富而位置表浅，易破裂出血，称易出血区，约90%的鼻腔出血发生于此。鼻腔的外侧壁凹凸不平，自上而下有突向内下的上鼻甲、中鼻甲和下鼻甲。各鼻甲下方裂隙，分别称上鼻道、中鼻道和下鼻道。

(3) 鼻黏膜的结构特征：鼻黏膜被覆于固有鼻腔的内面，黏膜的下方为软骨、骨或骨骼肌。鼻黏膜分成两部分。

① 嗅区：位于上鼻甲内侧面及其相对的鼻中隔处的黏膜，此处黏膜较薄，范围较小，活体呈淡黄色或苍白色，有嗅觉功能。

② 呼吸区：是除嗅区以外的鼻腔黏膜，黏膜较厚，富含血管、黏液腺和纤毛丰富，活体呈淡红色，对吸入的空气有加温、湿润和净化作用。黏膜内有丰富的静脉丛，易受物理、化学和炎症刺激充血，导致鼻塞。

3. 鼻旁窦　鼻旁窦是鼻腔周围颅骨内一些与鼻腔相通的含气空腔，内衬黏膜，并与鼻黏膜相延续，故鼻腔的炎症可蔓延至鼻旁窦炎。鼻旁窦按其所在骨的位置有上颌窦、额、筛窦和蝶窦，共4对，均开口于鼻腔(见图5-3)。

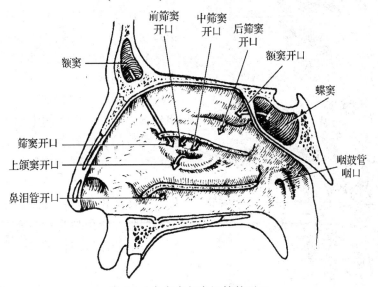

图5-3　鼻旁窦与鼻泪管的开口

(二) 咽
咽见消化系统。

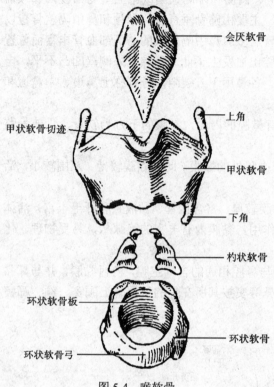

图 5-4　喉软骨

会厌软骨

上角

甲状软骨切迹

甲状软骨

下角

杓状软骨

环状软骨板

环状软骨

环状软骨弓

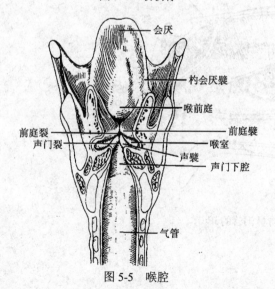

图 5-5　喉腔

会厌

杓会厌襞

喉前庭

前庭裂

声门裂

前庭襞

喉室

声襞

声门下腔

气管

(三) 喉

喉既是呼吸通道，又是发音器官。喉位于颈前区的中部，上连舌骨，下接气管，后面与喉咽相连。成人的喉约平对第 4～6 颈椎。喉位置的高低，依性别、年龄不同而有差异，女性高于男性，小孩高于成人。喉可随吞咽或发音动作而上、下移动。

喉是复杂的管状器官，由喉软骨、喉的联结、喉肌和黏膜构成。

1. 喉软骨　喉软骨是喉的支架，主要有不成对的甲状软骨、会厌软骨、环状软骨和成对的杓状软骨(见图 5-4)。

2. 喉的联结　包括喉软骨之间以及喉软骨与舌骨、气管之间的关节、弹性圆锥和韧带。

3. 喉肌　喉肌属骨骼肌，其主要功能是通过作用于环甲关节和环杓关节，使声带紧张或松弛，使声门裂开大或缩小。

4. 喉腔和喉黏膜　喉的内腔称喉腔，向上经喉口通喉咽，向下通气管(见图 5-5)。喉腔内衬黏膜，喉腔的黏膜与咽和气管的黏膜相延续。喉腔两侧壁的中部可见上、下两对呈矢状位的黏膜皱襞。上方的一对称前庭襞或室襞，在活体时呈粉红色，其间的裂隙称前庭裂。下方的一对称声襞，在活体时颜色较白。两侧声襞及杓状软骨底部之间的裂隙称声门裂，声门裂是喉腔最狭窄的部位。声襞及其所覆盖的声韧带和声带肌三者共同组成声带。

喉腔以前庭裂和声门裂平面分为上、中、下三部分。前庭裂平面以上的部分称喉前庭，前庭裂和声门裂之间的部分称喉中间腔，其向两侧突出的隐窝称喉室。声门裂平面以下的部分称声门下腔，声门下腔的黏膜下组织较疏松，炎症时容易发生水肿。小儿的喉腔狭小，喉水肿容易引起喉阻塞，造成呼吸困难。

(四) 气管和主支气管

气管和主支气管是连于喉和肺之间的管道，由□□形的气管软骨以及连接各气管软骨之间的结缔组织和平滑肌构成，内衬黏膜(见图5-6)。它们的后壁缺少软骨，由平滑肌和结缔组织封闭，称膜壁。

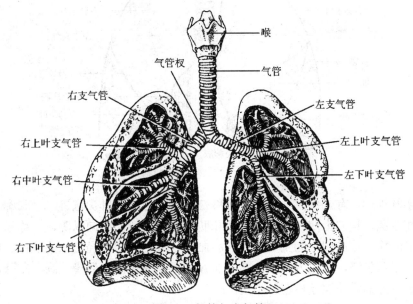

图 5-6　气管与支气管

1. 气管　气管位于食管前方，上端于第6颈椎下缘平面接环状软骨，经颈部正中，下行入胸腔。气管在平第4胸椎下缘水平分为左、右主支气管，分叉处称气管杈。

2. 主支气管　左、右主支气管是气管分出的第1级支气管。左主支气管细长，走向较水平。右主支气管粗短，走向较垂直，故误入气管的异物多坠入右主支气管或右肺内。

二、肺

1. 肺的位置　肺位于胸腔内，纵隔的两侧，膈的上方，左、右各一(见图5-7)。

2. 肺的形态和分叶　由于膈穹隆右侧下方有肝向上隆起以及心脏位置偏左，故右肺较宽短，左肺较细长。肺表面有脏胸膜被覆，光滑而润泽。幼儿的肺呈淡红色，成人的肺因吸入的尘埃沉积而呈暗红色或深灰色，甚至有散在的黑斑。肺由于内含空气，能浮于水中，而未经呼吸的肺，则在水中下沉，法医可借此鉴别胎儿是生前死亡或生后死亡的。

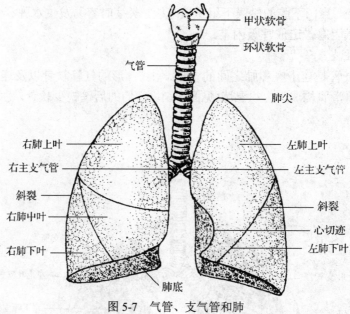

图 5-7　气管、支气管和肺

　　肺近似半圆锥形，有一尖、一底、两面和三缘(见图 5-8)。肺尖圆钝，经胸廓上口突入颈根部。肺底邻接膈，稍向上凹。肋面邻接肋和肋间肌；内侧面朝向纵隔，亦称纵隔面，其中部有一长圆形凹陷，称肺门，为主支气管、肺血管、淋巴管和神经出入的部位。出入肺门的诸结构被结缔组织包绕，总称为肺根。肺的前缘和下缘锐薄，而后缘钝圆。左肺前缘下部有心切迹，切迹下方的舌状突起称左肺小舌。

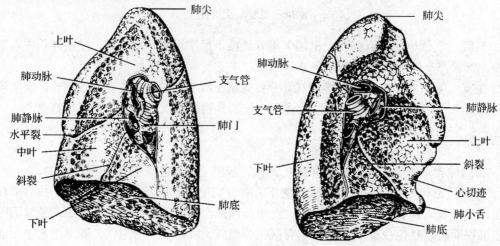

图 5-8　左、右肺内侧面

左肺由斜裂分为上、下二叶；右肺除有相应的斜裂外，尚有一水平裂，故右肺被分为上、中、下三叶。

3. 肺的基本组织结构　肺由表面的浆膜(即胸膜脏层)和深部的肺组织两部分组成。肺组织分为实质和间质两部分，实质包括各级支气管和大量肺泡，间质包括肺内的结缔组织、血管、淋巴管和神经等。主支气管经肺门入肺后反复分支呈树状，称为支气管树。肺内的肺叶支气管(右肺 3 支、左肺 2 支)、肺段支气管、小支气管、细支气管和终末细支气管称为肺的导气部。终末细支气管以下的分支包括呼吸性细支气管、肺泡管、肺泡囊和肺泡，称为肺的呼吸部。每一个细支气管连同以下各级分支和肺泡组成一个肺小叶，呈锥体形，尖端朝向肺门，底朝向肺的表面(见图 5-9)。

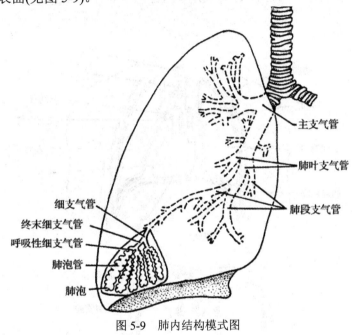

图 5-9　肺内结构模式图

第二节　胸膜与纵隔

一、胸膜

(一) 胸腔、胸膜与胸膜腔的概念

胸腔由胸廓与膈围成，上界为胸廓上口，下界为膈。胸腔内可分三部分，左右两侧为胸

膜腔和肺，中部为纵隔。

胸膜分为脏胸膜和壁胸膜两部分，是一层薄而光滑的浆膜。脏胸膜紧贴肺表面并伸入肺裂之中；壁胸膜覆盖于胸壁内面、膈上面和纵隔两侧。脏壁两层胸膜在肺根处相互移行，形成潜在性的密闭的腔隙，称胸膜腔。左右两侧胸膜腔互不相通，呈负压，内含少量浆液，可减少呼吸时的摩擦。如果胸膜破损，空气进入胸膜腔，这种现象称为气胸。

(二) 胸膜的分布及胸膜隐窝

壁胸膜按其衬覆的部位可分四部分(见图 5-10)：肋胸膜衬于胸壁内面；膈胸膜贴于膈上面；纵隔胸膜贴于纵隔的两侧；胸膜顶是纵隔胸膜与肋胸膜向上延伸形成穹窿状圆顶，胸膜顶高出锁骨内侧 1/3 上方 2～3cm，针灸或作臂丛神经麻醉时，应注意避免穿破胸膜顶，伤及肺尖或造成气胸。

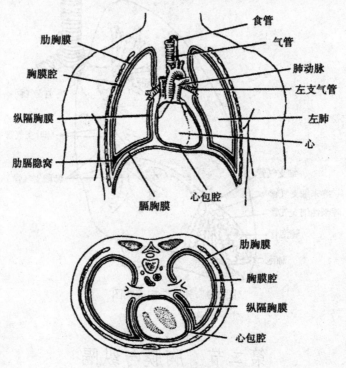

图 5-10　胸膜和胸膜腔示意图

壁胸膜的各部相互移行转折处的胸膜腔，即使在深吸气时，肺缘也不能伸入其内，胸膜腔的这部分称胸膜隐窝。其中最大、最重要的胸膜隐窝是由肋胸膜与膈胸膜转折形成的半环形的肋膈隐窝，是胸膜腔的最低点，胸膜腔积液首先聚集于此。

二、纵隔

纵隔是两侧纵隔胸膜之间全部器官、结构和结缔组织的总称。纵隔的境界：前界为胸骨，后界为脊柱胸段，两侧为纵隔胸膜，上界为胸廓上口，下界为膈(见图5-11)。

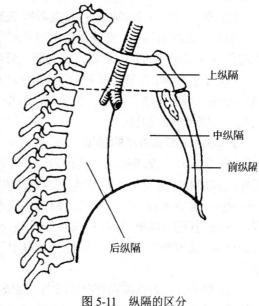

图 5-11 纵隔的区分

纵隔通常以胸骨角平面分为上纵隔和下纵隔，下纵隔又以心包为界，分前纵隔、中纵隔和后纵隔。上纵隔内的主要结构有：胸腺、头臂静脉、上腔静脉、膈神经、喉返神经、迷走神经、主动脉及其三大分支、食管、气管、胸导管、淋巴管等。前纵隔位于心包与胸骨之间，内有胸腺下部、部分纵隔前淋巴结及疏松结缔组织。中纵隔内有心包、心和出入心的大血管、膈神经、奇静脉弓、心包膈血管及淋巴结。后纵隔位于心包与脊柱之间，内有主支气管、食管、胸主动脉、胸导管、奇静脉、半奇静脉、迷走神经、胸交感干和淋巴结。

第三节 肺通气和气体交换

一、肺通气

肺通气是指肺泡与外界环境之间的气体交换过程，是由肺通气的动力克服其阻力而实现的。

(一) 肺通气的动力

肺通气的直接动力是肺内压与大气压之差。当肺内压低于大气压时，外界气体顺压差进入肺泡产生吸气过程；肺内压高于大气压时，肺泡内气体顺压差呼出体外产生呼气过程。在自然呼吸条件下，此压力差是由于呼吸肌舒缩引起胸廓的扩大和缩小，即呼吸运动，导致肺内压改变而形成的。因此，呼吸运动才是实现肺通气的原动力。

1. 呼吸运动 包括吸气动作和呼气动作。

(1) 平静呼吸和用力呼吸：根据呼吸的深度不同，将呼吸运动分为平静呼吸和用力呼吸。在安静时平稳、均匀的呼吸称平静呼吸；在劳动或运动时用力而加深的呼吸称为用力呼吸或深呼吸。

(2) 胸式呼吸和腹式呼吸：根据呼吸的形式不同，将呼吸运动又分为胸式呼吸和腹式呼吸。由肋间肌舒缩为主，表现为胸壁明显起伏的呼吸运动，称为胸式呼吸；由膈肌舒缩为主，引起腹壁明显起伏的呼吸运动，称为腹式呼吸；正常成人为混合型呼吸。

(3) 呼吸频率：每分钟呼吸运动的次数，称为呼吸频率。正常人安静时的呼吸频率为 12～18 次/min，可随年龄、性别、肌肉活动和情绪等不同而变化。如新生儿呼吸频率比成人高；运动时呼吸可暂时加快。

2. 肺内压和胸内压的变化

(1) 肺内压：是指肺泡内的压力。在呼吸过程中，肺内压呈周期性变化，其变化程度常受呼吸深度和呼吸道阻力的影响。平静吸气时，肺内压下降，比大气压低 0.133～0.266kPa(1～2mmHg)。随着入肺气体的增加，肺内压逐渐升高，至吸气末，肺内压即与大气压相等；平静呼气时，伴随着胸廓的缩小，肺内压升高，呼气之初肺内压高于大气压 0.133～0.266kPa(1～2mmHg)，随着呼气的继续，肺内气体减少，肺内压逐渐下降，至呼气末肺内压又等于大气压。

(2) 胸内压：是指胸膜腔内的压力。因低于大气压，称为负压。正常成人胸膜腔的负压，在平静吸气末为 −1.33～−0.665kPa(−10～−5mmHg)；平静呼气末为 −0.665～−0.399kPa(−5～−3mmHg)。胸内负压是由于肺的弹性回缩力形成的。当吸气时肺扩张，肺的弹性回缩力大，胸膜腔的负压值加大；呼气时肺缩小，其弹性回缩力小，胸膜腔的负压值也随之减少。胸膜腔内压的存在，可产生如下作用：维持肺的扩张状态，使其与呼吸运动相耦联；降低腔静脉和胸导管等内压，使血液和淋巴液回流入心。一旦胸膜腔的密闭性破坏，空气进入腔内(称气胸)，负压消失，肺回缩(称肺不张)，可使肺通气减少甚至消失，血液和淋巴液回流障碍，严重者可危及生命

(二) 肺通气的阻力

肺通气的动力需克服其阻力方能实现肺通气。肺通气的阻力包括弹性阻力和非弹性阻力。平静呼吸时，弹性阻力占总呼吸阻力的 70%。

1. 弹性阻力　弹性阻力是指弹性组织在外力作用下被变形所产生的对抗变形的力，包括肺和胸廓的弹性回缩力。弹性阻力的方向总是与使其变形的外力方向相反。是使肺泡缩小，故成为吸气的阻力和呼气的动力来源之一。

肺回缩力主要来自于肺泡表面张力(使肺泡表面缩小的力量)，产生于肺泡内的液□气界面。由肺泡壁Ⅱ型细胞分泌的表面活性物质，分布于液□气界面之间，从而具有降低表面张力的作用使肺回缩力减小，易产生扩张。表面活性物质的分布密度与肺泡的半径呈反比，因而表面活性物质能稳定大小肺泡内压、保持肺泡的大小。通过减弱了表面张力而降低其对肺毛细血管中液体的吸引作用，防止液体渗入肺泡，有利于保持肺泡的干燥、防止肺水肿，而有

利于肺的呼吸功能。因此，表面活性物质具有降低表面张力、稳定大小肺泡内压和防止肺毛细血管内液体渗出的作用。如表面活性物质缺乏，则表面张力增加，可引起肺不张或肺水肿。

2. 非弹性阻力　主要来自气流通过呼吸道时的气道阻力，是肺通气时气体流经呼吸道产生的摩擦阻力。气道阻力的大小主要决定于气道口径，气道阻力与气道半径的 4 次方成反比。此外，气道阻力与气流速度成正比，呼吸加快时，气道阻力增大。

（三）肺容量和肺通气量

肺容量是指肺所容纳的气体量，而肺通气量是指单位时间内进或出肺的气体总量。肺通气的目的在于实现肺与外界环境之间的气体交换，而肺容量与肺通气量的各项指标测试可反映肺的呼吸功能。

1. 肺容量　在呼吸运动中，肺容量随着进出肺的气量而变化，可用肺量计表进行测量和描记。

（1）潮气量：每次呼吸时吸入或呼出的气量，称为潮气量。正常人平静呼吸时潮气虽为 400～600ml，一般以 500ml 计算。运动时，潮气量增加。

（2）补吸气量和深吸气量：在平静吸气之末再用力吸气所能增加的吸入气量，称补吸气量(又称吸气贮备量)，正常成人约为 1500～1800ml。补吸气量与潮气量之和，称深吸气量。

（3）补呼气量：平静呼气末再用力呼气所能增加的呼出气量，称为补呼气量(又称呼气贮备量)，正常成人约为 900～1200ml。

（4）肺活量和时间肺活量：用力吸气后再尽力呼气，所能呼出的最大气量称肺活量，其数值等于潮气量、补吸气量和补呼气量之和。肺活量有较大的个体差异，其大小受性别、年龄、身材、体位、呼吸肌强弱以及肺和胸廓弹性等因素影响。正常成人男性肺活量约为 3500ml，女性为 2500ml。但由于肺活量测定没有时间限制，所以在临床上某些病人因肺组织弹性降低或呼吸道狭窄时(如肺气肿病人)，通气功能已受到影响，而在延长呼气时间后，所测得肺活量仍可在正常范围内。因此，提出了"时间肺活量"(又称用力肺活量)的概念。它是指单位时间内呼出的最大气量占肺活量的百分数，即受试者做最大吸气后以最快的速度尽力呼气，同时分别记录第 1、2、3 秒钟末呼出的气量，计算其所占肺活量的百分数，正常成人第 1、2、3 秒末应分别呼出其肺活量的 83%、96% 和 99%。时间肺活量是一种动态指标，不仅反映肺活量容量大小，而且反映呼吸所遇阻力变化，所以是评价肺通气功能较好的指标。

（5）余气量和功能余气量：在最大呼气之后肺仍处于一定的扩张状态，这时肺内残余气量称为余气量，正常成人约为 1000～1500ml，支气管哮喘和肺气肿患者余气量增加。在平静呼气末，肺内尚存留的气称为功能余气量，正常成人约为 2500ml。

（6）肺总容量：即肺所能容纳的最大气量容量，男性约为 5000ml，女性约为 3500ml。

2. 肺通气量

（1）每分肺通气量：每分钟吸入或呼出肺的气体总量称为每分肺通气量。

每分肺通气量＝潮气量(L)×呼吸频率(次/min)。成人安静时每分通气量为 6～9L。劳动或运动时，每分肺通气量增加。尽力作深快呼吸时，每分钟所能吸入或呼出的最大气量称最大通气量。最大通气量一般可达 70～120L。因此，正常人的肺通气功能有较大的贮备能力。

(2) 肺泡通气量 每分钟进入肺泡的新鲜空气量称为肺泡通气量，是能够进行气体交换的有效通气量。呼吸时，每次吸入的新鲜空气，一部分留在呼吸道到呼吸性细支气管内，只有一部分进入肺泡，且只有进入肺泡内的空气才能与血液进行气体交换，而存留于呼吸道内的气体是不能进行气体交换的。这一段呼吸通称为解剖无效腔，在成人其容量约为 150ml。

因此，肺泡通气量＝[潮气量(L)−无效腔气量(L)]×呼吸频率(次/min)，约为 4.2L/min。

潮气量和呼吸频率的变化，都可以对每分肺通气量和肺泡通气量产生不同的影响。在一定范围内，深而促的呼吸比浅而快的呼吸效率为高，浅而快的呼吸对机体是不利的。

二、气体的交换和运输

气体交换是指肺泡与血液之间、血液与组织液之间的氧气和二氧化碳的交换。气体由肺泡到组织内或组织到肺泡都必须经过血液运输。

(一) 气体交换

气体交换包括肺换气和组织换气。机体内气体交换的原理就是以扩散方式进行的，总是从分压高处向分压低处发生净移动。气体交换的动力是气体分压差，所谓分压差是指混合气体中，某一气体成分所具有的压力。据测算，肺泡气体、静脉血、动脉血和组织内的 O_2 与 CO_2 分压各不相同。

由于它们彼此之间的 O_2 分压差和 CO_2 分压差，从而确定了血液流经肺泡和组织时 O_2 和 CO_2 的扩散方向。

1. 肺换气 来自肺动脉的静脉血流经肺泡时，由于肺泡气中 O_2 分压高于静脉血，而 CO_2 分压低于静脉血，因此 O_2 从肺泡向静脉血净扩散，而 CO_2 则从静脉血向肺泡净扩散，通过交换使静脉血变成了动脉血。影响肺换气的主要因素：

(1) 气体扩散速度：气体扩散速度与气体分压差和溶解度成正比，与气体分子量的平方根成反比。正常时肺泡气与静脉血之间的 O_2 与 CO_2 的分压差之比为 10∶1，溶解度之比为 1∶24，分子量平方根之比为 1∶1.14，综上所述 CO_2 扩散速度是 O_2 扩散速度的 2 倍，所以肺换气障碍时，缺 O_2 往往比 CO_2 潴留明显。

(2) 呼吸膜的面积与厚度：呼吸膜是肺换气的场地，呼吸膜面积与交换速率成正比，而厚度与交换速率成反比。正常成人呼吸膜的面积为 60～100 cm^2，呼吸膜厚度非常薄，从而有利于肺换气过程。任何因素减少呼吸膜面积(如肺气肿)或增加其厚度(如肺纤维化)，都将使气体交换效率下降。

(3) 通气/血流比值：通气/血流比值是指每分肺泡通气量与每分肺血液量比值。正常成人安静时每分肺泡通气量为 4.2 L，每分肺血液量为 5L，通气/血流比值则为 0.84，此时肺换气效率最高。当比值 <0.84 或 >0.84，均可导致肺换气效率下降。

2. 组织换气　由于组织中的 O_2 分压低于动脉血，而 CO_2 分压高于动脉血，因此，血液中的 O_2 自动脉血向组织细胞扩散，而 CO_2 自组织细胞向动脉血中扩散，通过交换，使动脉血又转为静脉血。

由上述可见，血液在通过肺循环时，不断获取 O_2 而排出 CO_2，通过体循环时不断释放 O_2 而带走 CO_2。

(二) 气体的运输

O_2 和 CO_2 在血液中的运输形式有两种，即物理溶解和化学结合。物理溶解的量虽很少，但它是化学结合和释放的先决条件。因为在肺或组织进行气体交换时，进入血液的 O_2 和 CO_2 都是先溶解，再出现化学结合；O_2 和 CO_2 从血液释放时，也是溶解的先逸出，分压下降，结合的再分离出来补充所失去的溶解的气体。溶解的与化学结合的两者间处于动态平衡。

1. 氧气的运输

(1) 物理溶解：气体的物理溶解量取决于该气体分压的大小。在动脉血中氧分压力 13.3 kPa(100mmHg)，100ml 血液中 O_2 的溶解量不超过 0.3ml。约占血液运输 O_2 总量的 1.5%。

(2) 化学结合：氧与红细胞内血红蛋白(Hb)结合形成氧合血红蛋白(HbO_2)，是化学结合的主要形式。正常成人每 100ml 动脉血中 Hb 结合的 O_2 约为 19.5ml，约占血液运输 O_2 总量的 98.5%。

氧合血红蛋白呈鲜红色，去氧血红蛋白呈暗红色。故动脉血含氧合血红蛋白多，血液呈鲜红色。静脉血含去氧血红蛋白多，血液呈暗红色。当血液中去氧血红蛋白含量达 50g/L 时，在毛细血管丰富的表浅部位，如皮肤、甲床或黏膜可出现紫蓝色，称为发绀。发绀一般标志着机体缺氧。

血液含氧的程度通常用血氧饱和度表示。每升血液中 Hb 能结合 O_2 的最大量称为 Hb 氧容量。实际上，血液中的含 O_2 量并非都能达到最大值。每升血液中 Hb 实际结合 O_2 的量称为 Hb 氧含量。Hb 氧含量和 Hb 氧容量的百分比称为血红蛋白氧饱和度，也称血氧饱和度。正常人动脉血氧分压高，血氧含量约为 194ml/L，血氧饱和度约为 98%；静脉血氧分压较低，血氧含量约为 144ml/L，血氧饱和度约为 75%。

2. 二氧化碳的运输

(1) 物理溶解：血液中 CO_2 的溶解度虽比 O_2 大，但 100 ml 血液中 CO_2 的溶解量也不超过 3ml，约占血液运输 CO_2 总量的 5%。

(2) 化学结合：血液中 CO_2 的化学结合有两种形式，一是形成碳酸氢盐，约占 CO_2 运输总量 88%，是 CO_2 运输的主要形式；二是形成氨基甲酰血红蛋白，约占运输总量的 7%。

自 我 检 测

一、单项选择题

1. 属于下呼吸道的是( )。
   A. 鼻 B. 咽 C. 喉 D. 气管
2. 喉腔最狭窄的部位是( )。
   A. 前庭裂 B. 声门裂 C. 喉室 D. 喉前庭
3. 喉软骨中成对的是( )。
   A. 甲状软骨 B. 会厌软骨 C. 杓状软骨 D. 环状软骨
4. 右主支气管的特点是( )。
   A. 细而短 B. 粗而长 C. 细而长 D. 粗而短
5. 肺尖( )。
   A. 高出锁骨外侧 1/3 上方 2～3cm　　　　B. 高出锁骨内侧 1/3 上方 2～3cm
   C. 高出锁骨外侧 2/3 上方 2～3cm　　　　D. 高出锁骨内侧 2/3 上方 2～3cm

二、多项选择题

1. 声门裂可分为( )。
   A. 膜间部 B. 骨间部 C. 软骨间部 D. 颈部
   E. 胸部
2. 声带由下列那些结构构成( )。
   A. 声襞 B. 前庭襞 C. 喉室 D. 前庭裂
   E. 声门裂
3. 关于肺下列描述正确的是( )。
   A. 左肺分两叶、右肺分三叶 B. 内侧面中部凹陷处为肺根
   C. 右肺前缘下部凹陷称心切迹 D. 右肺宽而短、左肺较狭长
   E. 肺底又称膈面
4. 关于胸膜下列描述正确的是( )。
   A. 壁胸膜被覆在右肺的表面
   B. 脏、壁两层胸膜共同围成潜在的胸膜腔
   C. 肋胸膜包围肺尖
   D. 肋胸膜与膈胸膜之反折处为肋膈隐窝

　　　E. 胸膜腔称负压

5. 关于上颌窦下列叙述正确的是(　　)。

　　　A. 是鼻旁窦中最大的一对　　　　　　B. 黏膜与鼻腔黏膜相延续

　　　C. 开口高引流不畅　　　　　　　　　D. 牙根感染常波及上颌窦

　　　E. 鼻窦炎以上颌窦炎多见

三、简答题

1. 简述喉腔的交通、入口的名称及其构成。

2. 简述气管的构造与走行。

3. 简述胸腔的组成与范围。

4. 简述 O_2、CO_2 在血液中的主要运输形式。

5. 为什么深而慢的呼吸比浅而快的呼吸效率高？

第六章 泌尿系统

泌尿系统由肾、输尿管、膀胱和尿道四部分组成。尿液在肾内形成，经过输尿管到膀胱暂时储存，最终由尿道排出体外(见图6-1)。

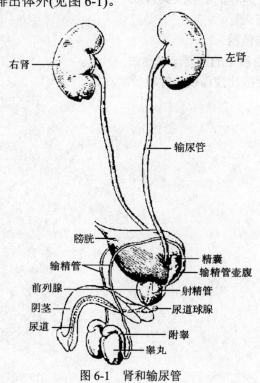

右肾

左肾

输尿管

膀胱

精囊

输精管

输精管壶腹

前列腺

射精管

阴茎

尿道球腺

尿道

附睾

睾丸

图 6-1 肾和输尿管

第一节 肾

一、肾的位置和形态

肾位于腹后壁上部，脊柱的两侧，腹膜的后方，呈□八□字形排列。左肾上端约平第 11 胸椎下缘,下端约平第2腰椎下缘;右肾比左肾约低半个椎体的高度。左第12肋斜越左肾后面的中部,右第12肋斜越右肾后面的上部。临床上常将竖脊肌外侧缘与第12肋之间的部位称为肾区(脊肋角),在某些肾脏疾病患者,叩击或触压该区常可引起疼痛(见图6-2)。

　　肾是成对的实质性器官,新鲜的肾呈红褐色,表面光滑,质地柔软。肾形似前后略扁的蚕豆,可分上、下两端,前、后两面,内、外侧两缘。上端宽而薄,有肾上腺附着;下端窄而厚。前面较凸,后面较平。外侧缘隆凸,内侧缘中部凹陷,有肾盂、肾血管、淋巴管和神经等出入,称为肾门。进出肾门的结构被结缔组织包裹成束,称肾蒂。由肾门深入肾实质内的腔隙称为肾窦,窦内容纳肾盏、肾盂、肾血管及脂肪组织等(见图6-3)。

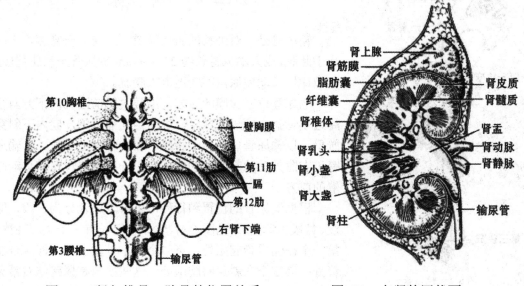

图6-2　肾与椎骨、肋骨的位置关系　　　　图6-3　左肾的冠状面

二、肾的内部结构

　　在肾的切面上,肾实质可分为皮质和髓质两部分(见图6-3)。肾皮质位于浅层,富含血管,在新鲜标本上呈红褐色。肾髓质位于深部,色泽较淡,由许多小管道组成,它们形成15~20个肾锥体。肾锥体基底朝向皮质,尖端朝向肾窦,称肾乳头。2~3个肾锥体合成一个肾乳头。肾乳头顶端有许多乳头孔,开口于肾小盏。

　　肾小盏位于肾窦内,每肾约有7~8个,呈扁平漏斗状包绕肾乳头。相邻2~3个肾小盏汇合成一个肾大盏,每肾有2~3个肾大盏。肾大盏再汇合成一个扁平漏斗形的肾盂,肾盂出肾门后逐渐变细，移行为输尿管。

三、肾的被膜

肾的表面有三层被膜包绕，自内向外依次为纤维囊、脂肪囊和肾筋膜。纤维囊紧贴肾实质的表面，正常状态下容易从肾表面剥离。但在某些病理状态下，它与肾实质紧密粘连而不易剥离(见图6-3)。

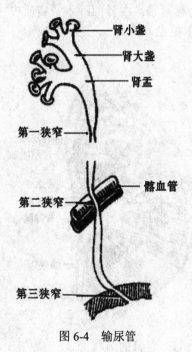

图6-4　输尿管

第二节　输　尿　管

输尿管是一对细长的肌性管道，上端续于肾盂，下端终止于膀胱，成人输尿管长约25～30cm。输尿管平滑肌层较厚，其节律性蠕动使尿液不断地流入膀胱。

输尿管位于腹膜的后方，沿腰大肌前面向内下方斜行，越过小骨盆上缘进入盆腔，继而走向前内侧，向内下斜穿膀胱壁，以输尿管口开口于膀胱。在小骨盆上缘处，右输尿管跨过右髂外动脉起始部的前方；左输尿管跨过左髂总动脉末端的前方。

根据输尿管的位置和行程，可将输尿管分为三段，即腹段、盆段和壁内段(见图6-4)。输尿管全长有三个生理性狭窄：第一个在输尿管起始处；第二个在小骨盆上缘，即跨过髂血管处；第三个在斜穿膀胱壁处。这些狭窄是尿路结石常见的嵌顿阻塞部位。

第三节　膀　　　胱

膀胱是储存尿液的囊状器官，伸缩性很大，其大小、形态和位置随尿液充盈程度、年龄、性别的差异而有所不同。成年人膀胱的平均容量约为300～500ml，最大容量可达800ml。

膀胱位于骨盆腔前部，在耻骨联合的后方，空虚时不超过耻骨联合上缘。空虚的膀胱呈三棱锥体形，锥体的尖称为膀胱尖，朝向前上方；锥体的底称为膀胱底，近似三角形，朝向后下方，其上外侧角有输尿管穿入(见图6-5)。

在膀胱底内面，位于左、右输尿管口和尿道内口之间的三角形区域，称为膀胱三角。此区无论膀胱充盈或空虚，黏膜都保持平滑状态，是膀胱结核和肿瘤的好发部位(见图 6-6)。

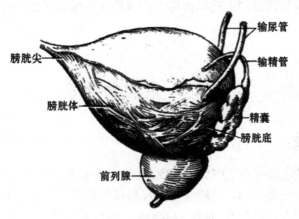

膀胱尖
膀胱体
前列腺

输尿管
输精管
精囊
膀胱底

图 6-5 膀胱外形

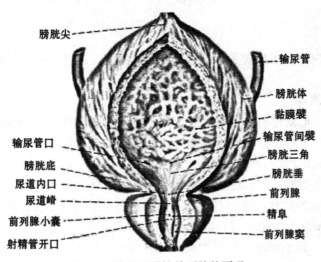

膀胱尖

输尿管口
膀胱底
尿道内口
尿道嵴
前列腺小囊
射精管开口

输尿管
膀胱体
黏膜襞
输尿管间襞
膀胱三角
膀胱垂
前列腺
精阜
前列腺窦

图 6-6 膀胱及男性前列腺前面观

第四节 尿 道

尿道上端起自膀胱的尿道内口，向下穿过尿生殖膈，下端开口于尿道外口。男性尿道既有排尿功能，又有排精作用，将在生殖系统中叙述，本章只叙述女性尿道。

女尿道比男尿道短、宽而且较直，长约 3～5cm，直径约 8mm，位于耻骨联合后下方与阴道前壁之间，尿道外口开口于阴道前庭。在尿生殖膈内，环绕尿道和阴道的骨骼肌称为尿道阴道括约肌。由于女性尿道的上述结构特点，容易发生尿路感染，故女性应当特别注意外阴卫生。

第五节　尿液的生成

一、尿的理化性质

正常尿液为淡黄色，密度在 1.015～1.035 之间，pH 值为 5.0～7.0。尿液中 95%～97%是水，溶质中无机质主要是氯化钠、硫酸盐以及钾和铵的盐等，有机质主要是尿素、肌酐、尿酸和胆色素等。正常成人尿量约为 1000～2 000ml，如尿量每昼夜持续超过 2 500ml，称为多尿；每昼夜持续于 100～500ml，称为少尿；每昼夜持续少于 100ml，称为少尿。

二、尿的生成

尿的生成可分为三个相互联系的过程：肾小球的滤过；肾小管和集合管的重吸收；肾小管和集合管的分泌。

(一) 肾小球的滤过

肾小球的结构类似滤过器。当血液流经肾小球毛细血管时，除血细胞和血浆中大分子蛋白质外，其余的水分子和小分子的溶质均可通过滤过膜滤入肾小囊内，形成肾小球滤液，此过程称肾小球的滤过作用。

肾小球的滤过作用取决于滤过膜的通透性和有效滤过压的大小。

1. 滤过膜的通透性　滤过膜上有大小不同的孔道且带有负电荷，因此凡小于此孔径的物质可以通过，正常情况下血浆中带负电的白蛋白则不能滤出，故原尿中不出现蛋白质。

2. 有效滤过压　肾小球滤过作用的动力是有效滤过压。有效滤过压是由滤过膜两侧力量对比决定的，涉及三种力量：肾小球毛细血管血压；血浆胶体渗透压；肾小囊内压。肾小球有效滤过压可用下式表示：

$$有效滤过压=肾小球毛细血管血压-(血浆胶体渗透压+囊内压)$$

根据计算，在入球小动脉端有效滤过压为：6.0-(3.3+1.3)=1.4kPa。

出球微动脉端有效滤过压为：6.0-(4.7+1.3)=0kPa。

以上结果表明，滤液主要是在入球端的毛细血管内生成，到出球动脉端，有效滤过压下降到零，达到滤过平衡。

3. 肾小球滤过率　每分钟内经两肾所生成的原尿总量称肾小球滤过率。正常成人的肾小球滤过率约为 125ml/min。安静状态下肾血流量约 1200ml/min，只相当于心输出量的 20%～25%，若按红细胞比容为 45%计算，流经两肾血浆量为 660ml/min。从肾小球滤过率与肾小球血浆流量之比(滤过分数)来看，在有效滤过压的推动下，约 1/5 的血浆不断滤入肾小囊成为滤液。

(二) 肾小管和集合管的重吸收

原尿流经肾小管和集合管时称为小管液，其中某些成分从肾小管腔重新进入肾小管周围毛细血管的过程，称为重吸收作用。

1. 肾小管上皮细胞重吸收的方式　重吸收的方式有主动和被动两种方式。主动重吸收是小管上皮细胞逆浓度差或电位差的转运，需要消耗能量，如葡萄糖、氨基酸、微量蛋白质以及绝大部分 Na^+ 和 K^+ 等。被动重吸收是顺浓度差或电位差或借渗透的转运，不需要消耗能量，如水、尿素、HCO_3^- 和大部分 Cl^- 都是被动吸收过程。肾小管的主动重吸收与被动重吸收之间是相互联系、相互影响的。

2. 肾小管的重吸收的部位　肾小管对各种物质的重吸收具有选择性，原尿中的营养物质，如葡萄糖、氨基酸、维生素及微量蛋白质等全部被重吸收，水、Na^+、K^+ 和 Cl^- 大部分被重吸收；尿素等部分被重吸收；而肌酐则不被重吸收。髓袢、远曲小管和集合管主要重吸收离子和水。靠近曲小管上皮细胞重吸收能力最强，滤液经过近曲小管时约有 65%～70%以上被重吸收，而且重吸收的物质种类也最多。

3. 几种主要物质的重吸收　肾小管和集合管重吸收作用是有一定限度的，当滤液中某种溶质浓度过高，超过肾小管的重吸收限度时，该物质在尿中出现。某种物质开始在尿中出现时，该物质在血浆中的浓度称为该物质的肾阈值。

(1) 葡萄糖的重吸收：正常情况下，葡萄糖在近曲小管全部重吸收，而吸收的部位仅限于近曲小管，其他各段肾小管都没有重吸收葡萄糖的能力，因此当血浆中葡萄糖浓度超过 8.9～10.0mmol/L 时，原尿中葡萄糖不能全部被重吸收，而在终尿中出现(即糖尿)。通常将尿中开始出现葡萄糖时的血糖浓度称为肾糖阈。

(2) Na^+、Cl^- 的重吸收：Na^+、Cl^- 是细胞外液的主要成分，其重吸收将关系着内环境的稳定。滤液中的 Na^+、Cl^-99%被重吸收。各段小管对 Na^+、Cl^- 的吸收量是不同的：近球小管约吸收 65%～70%；远曲小管约吸收 10%；其余部分分别在髓袢升支和集合管内吸收。

(3) 水的重吸收：滤液中 99%的水被重吸收。水的重吸收有两种形式：一是在近球小管伴随溶质而被吸收，与体内是否缺水无关，即与机体水平衡调节无关，称必需重吸收；另一部分是远曲小管和集合管的重吸收，这种重吸收受抗利尿激素等物质的影响，当机体缺水时，抗利尿激素侧分泌增加，使远曲小管和集合营对水的重吸收增加，从而尿量减少；反之，饮水过多时，抗利尿激素侧分泌减少，使水重吸收减少，则尿量增多。

(三) 肾小管和集合管的分泌

肾小管和集合管的分泌作用是指肾小管上皮细胞通过新陈代谢,将所产生的某些物质排入管腔的过程。排泄作用则是指肾小管上皮细胞将血液中某些物质直接转运人管腔的过程。

1. H^+ 的分泌 肾小管和集合管上皮细胞所分泌的 H^+,来源于血液及其上皮细胞代谢产生的 CO_2 形成 H_2CO_3 又解离成 H^+ 和 HCO_3^-。H^+ 被主动分泌到小管液中,小管液中的 Na^+ 由于电位差的作用而扩散进入细胞内,再通过 Na^+ 泵转入组织液形成 H^+—Na^+ 交换。同时,上皮细胞内的 HCO_3^- 也顺电—化学梯度进入组织液,最后,重吸收的 Na^+ 与 HCO_3^- 结合成 $NaHCO_3$ 进入血液。因此,H^+—Na^+ 交换在调节机体酸碱平衡方面起到排酸保碱作用。

2. K^+ 的分泌 终尿的 K^+ 绝大部分来源于远曲小管和集合管的分泌,由于 Na^+ 主动重吸收后,产生管内为负、管外为正的电位差,促进 K^+ 被动扩散入小管液中,形成 K^+—Na^+ 交换;它与 H^+—Na^+ 交换之间存在着相互竞争作用。故酸中毒时常伴有高血 K^+,此时因为肾小管上皮细胞内 H^+ 浓度增加,H^+—Na^+ 增强,而 K^+—Na^+ 交换减弱,即肾小管上皮细胞分泌 H^+ 增加,K^+ 排出减少,所以出现高血 K^+。K^+ 的分泌量由 K^+ 的摄入量而定,多摄多排、少摄少排、不摄也排。因此,对不能进食的病人,应注意补 K^+。

3. NH_3 的分泌 肾小管和集合管上皮细胞分泌的 NH_3 具有脂溶性,能自由通过细胞膜向 pH 值较低的小管液中扩散,与小管液中的 H^+ 结合生成 NH_4^+,使小管液中 H^+ 浓度降低,从而促进肾小管的分泌 H^+ 作用。由此可见,NH_3 的分泌与 H^+ 的分泌具有相互促进作用。

(四) 影响和调节尿生成的因素

1. 影响肾小球滤过的因素

(1) 有效滤过压的改变:当有效滤过压升高时,肾小球滤过率随之增加,尿量增多。反之,尿量减少。组成有效滤过压的三个因素中任何一个发生变化都可使有效滤过压发生改变,都会影响肾小球的滤过率,其中主要是肾小球毛细血管血压的改变。

① 肾小球毛细血管血压:当全身动脉血压在 10.7~24.0kPa 范围内变动时,肾可通过自身调节维持肾小球毛细血管血压相对稳定。只有在平均动脉压降到 10.7kPa 以下时,由于有效滤过压降低,而出现少尿或无尿。

② 血浆胶体渗透压:正常情况下血浆胶体渗透压比较稳定,但若血浆蛋白浓度发生改变,如大量输生理盐水后,血浆胶体渗透压降低,肾小球有效滤过压增大,尿量将增多。相反,大出汗后、血浆胶体渗透压暂时升高,有效滤过压降低,尿量减少。

③ 肾小囊内压:肾小囊内压在正常情况下变化不大,只有在某些病理情况下,如肾结石、肾肿瘤时,出现尿路梗阻,使尿液排出不畅,因而囊内压升高,有效滤过压降低,尿量减少。

(2) 滤过膜的改变:滤过膜的改变包括滤过膜的总面积和滤过膜通透性的改变。滤过膜总面积约 $1.5m^2$,当面积减小时滤过率将降低,以致少尿或无尿,如急性肾小球肾炎。

(3) 肾血浆流量改变:正常情况下肾血浆流量可保持相对恒定,但在大失血等病理情况下，肾小球血浆流量减少，肾小球毛细血管内血浆胶体渗透压上升速度加快，肾小球滤过率将减少。

2. 影响和调节肾小管和集合管重吸收和分泌的因素

(1) 小管液中溶质的浓度：小管液中溶质所形成的渗透压是对抗肾小管重吸收水分的力量。如果小管液溶质浓度升高超过肾小管对它重吸收的阈值时，就会妨碍肾小管对水的重吸收，从而使尿量增多(称利尿)。这种由于小管液中溶质浓度增加，使渗透压升高所引起的利尿，称为渗透性利尿。如糖尿病患者出现的尿多。临床上常使用甘露醇等药物，以提高小管液中溶质的浓度，从而达到利尿的目的等。

(2) 抗利尿激素：又称加压素，是由下丘脑视上核的神经细胞合成，经神经垂体贮存而后释放入血。它的主要作用是增加肾远曲小管和集合管上皮细胞对水的通透性，使小管液中的水分在渗透压差的作用下被重吸收，尿量减少。血浆晶体渗透压升高和循环血量减少可促进其分泌。

当血浆晶体渗透压升高时，ADH 分泌增多，从而加强了肾脏远曲小管和集合管对水的重吸收，使尿量减少，因而保留了体内的水分，维持渗透压的相对恒定。相反，则排尿量增加，出现"水利尿"。

当循环血量增加(如大量输入生理盐水)时，反射性地抑制 ADH 释放，而使尿量增加，排出过剩水分，有利于血量的恢复；反之，使尿量减少。此外，动脉血压升高时，可反射性抑制 ADH 释放。如下丘脑或下丘脑—垂体束发生病变，引起 ADH 释放障碍，则出现多尿现象，每日尿量达 10L 以上，称为"尿崩症"。

(3) 醛固酮：是由肾上腺皮质球状带分泌的类固醇激素，能促进肾远曲小管和集合管对 Na^+ 的主动重吸收，同时排出 K^+，故有保 Na^+ 排 K^+ 作用。同时，也使水的重吸收增加，导致细胞外液增多。

① 肾素—血管紧张素—醛固酮系统：循环血量减少时，肾血流量减少，引起球旁细胞分泌肾素，肾素能催化血浆中的血管紧张素原生成血管紧张素 I，血管紧张素 I 在转化酶的作用下再分解为血管紧张素 II，血管紧张素 II 可进一步分解为血管紧张素III。血管紧张素 II 和III均能刺激肾上腺皮质球状带分泌醛固酮。当肾脏炎症时，可因肾缺血而导致肾素分泌，通过血管紧张素和醛固酮引起全身小动脉收缩，血容量增加，引起高血压叫肾性高血压。

② 血 K^+ 和血 Na^+ 的浓度：当血 K^+ 浓度升高或血 Na^+ 浓度降低时，可直接刺激肾上腺皮质球状带分泌醛固酮增多。反之，血 K^+ 浓度降低或血 Na^+ 浓度升高时，醛固酮分泌量减少。醛固酮的分泌对血 K^+ 浓度升高更为敏感。

(4) 心房利尿钠肽：又称心钠素，是由心房肌细胞合成的激素。它具有强大的排 Na^+ 利尿作用，同时能抑制肾素和醛固酮的分泌。其总的效应是减少血容量和降低血压。

第六节　尿液的输送、贮存和排放

　　肾脏生成尿是连续的，而排尿却是间歇进行的，这是因为尿在肾脏生成后，经输尿管贮存在膀胱，当达到一定量时，才引起反射性排尿动作，将尿液经尿道排出到体外。

　　由于膀胱逼尿肌有容受性舒张，所以在膀胱开始充盈尿液时，膀胱内压升高不明显。当膀胱内尿量达到 400～500ml 时，膀胱内压才明显升高，膀胱壁的牵张感受器受到刺激而兴奋，冲动沿盆神经中的传入纤维传到脊髓的排尿反射初级中枢，并向上传导经脑干到达大脑皮质高级中枢，引起尿意。当条件不许可时，大脑皮质能对低级排尿中枢产生抑制作用，暂时抑制排尿。当条件许可时，大脑皮质可发出兴奋冲动，经初级排尿中枢，通过盆神经中的传出纤维传出，引起膀胱逼尿肌收缩和尿道内括约肌松弛；并抑制阴部神经使尿道外括约肌松弛；还可通过有关传出神经使腹肌和膈肌收缩增强，以增加腹内压，将尿液排出体外。

　　小儿的大脑皮质发育尚未完善，对初级排尿中枢的控制能力较弱，故排尿次数多，而且易发生夜间遗尿。在脊髓腰段以上受损时，使初级排尿中枢与大脑皮质的联系中断，排尿不能随意控制，称为尿失禁。如脊髓初级排尿中枢受损，排尿反射不能进行，可引起尿潴留。

自 我 检 测

一、单项选择题

1. 肾的位置正确的是(　　)。
   A. 位于腹膜后位　　　　　　　　　　B. 第 12 肋斜过右肾的下部
   C. 右肾比左肾高　　　　　　　　　　D. 女性肾较男性高
2. 成人肾平对(　　)。
   A. 第 11 胸椎　　　B. 第 12 胸椎　　　C. 第 1 腰椎　　　D. 第 2 腰椎
3. 肾蒂中包括(　　)。
   A. 肾动脉　　　　B. 肾静脉　　　　C. 肾盂　　　　D. 肾窦
4. 肾(　　)。
   A. 肾皮质表面覆盖腹膜　　　　　　　B. 肾小盏包绕肾乳头
   C. 肾髓质呈红褐色　　　　　　　　　D. 肾大盏合成肾小盏
5. 输尿管(　　)。

A. 起始于肾盂　　　　　　　　　　　　B. 属于腹膜内位器官

C. 分为腹、盆两段　　　　　　　　　　D. 开口于膀胱体

二、多项选择题

1. 肾( )。

A. 为实质性器官　　　　　B. 为腹膜间位器官　　　　　C. 右肾比左肾高

D. 上端有肾上腺　　　　　E. 下端连输尿管

2. 位于肾窦内的结构是( )。

A. 肾柱　　　　　B. 肾小盏　　　　　C. 肾大盏　　　　　D. 肾纤维囊　　　　　E. 肾门

3. 输尿管( )。

A. 为细长的肌性管道　　　B. 全程均行于腰大肌的前面

C. 越过髂血管入骨盆　　　D. 为腹膜内位器官　　　　　E. 开口于膀胱底

4. 膀胱( )。

A. 空虚时位于盆底腔内　　B. 属于腹膜间位器官　　　　C. 男性后面有前列腺

D. 下部为膀胱底　　　　　E. 膀胱颈的中央有尿道内口

5. 其构成有肾小管结构的是( )。

A. 肾皮质　　　　　B. 肾髓质　　　　　C. 肾小盏　　　　　D. 肾大盏　　　　　E. 肾盂

三、简答题

1. 在肾的冠状切面上,可观察到哪些重要的结构?

2. 输尿管有几个生理性狭窄? 各位于何处?

3. 输尿管据其行程可分为哪几部分?

4. 简述影响肾小球滤过作用的因素。

5. 简述排尿反射的过程。

第七章 生 殖 系 统

生殖系统包括男性生殖系统和女性生殖系统，它们都可分为内、外生殖器两部分。内生殖器由生殖腺、生殖管道和附属腺组成，外生殖器则是两性交接的器官。

第一节 男性生殖系统

男性的生殖腺是睾丸，它是产生精子和分泌男性激素的器官；生殖管道(输精管道)包括附睾、输精管、射精管和尿道；附属腺包括精囊腺、前列腺和尿道球腺。睾丸产生的精子先贮存于附睾内，当射精时经输精管、射精管和尿道排出体外。附属腺的分泌液与精子共同组成精液，并供给精子营养和有利于精子的活动。男性外生殖器包括阴囊和阴茎(见图7-1)。

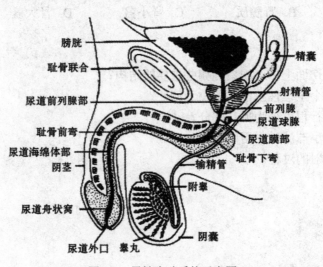

图 7-1 男性生殖系统示意图

一、内生殖器

1. 睾丸

　　(1) 睾丸的位置和形态(见图 7-2)：睾丸位于阴囊内，左、右各一，呈微扁的椭圆形，表面光滑。可分为内侧、外侧两面，前、后两缘和上、下两端。前缘游离，后缘和上端有附睾帖附，睾丸的血管、神经和淋巴管经后缘出入。

　　(2) 睾丸的结构(见图 7-3)和功能：睾丸表面有一层致密结缔组织膜，称为白膜。白膜在睾丸后缘的上部增厚并突入睾丸内，形成睾丸纵隔。从睾丸纵隔发出许多个睾丸小隔，呈扇形伸入睾丸实质内，将其分隔成许多睾丸小叶。睾丸小叶内含数条盘曲的精曲小管，精曲小管之间是由含血管和淋巴管的疏松结缔组织构成的睾丸间质。精曲小管在近睾丸纵隔处变成短而直的精直小管，精直小管进入睾丸纵隔，互相交织成睾丸网。从睾丸网发出 15～20 条睾丸输出小管，穿出睾丸后缘的上部，进入附睾头部。

　　精曲小管的管壁由生精上皮构成，是产生精子的部位。生精上皮由生精细胞和支持细胞组成。支持细胞只有一层，靠近精曲小管的基膜，对生精细胞起支持和营养作用；生精细胞靠近管腔，为一系列不同发育阶段的细胞，自精曲小管基膜至腔面，依次有精原细胞、初级精母细胞、次级精母细胞、精子细胞和精子五个发育阶段，越靠近管腔，细胞发育越成熟。自青春期开始，生精细胞从精原细胞不断增殖分化到形成精子的连续过程称精子发生。精子形成后经睾丸精曲小管、精直小管、睾丸网、输出小管进入附睾贮存。

　　精曲小管之间的睾丸间质含有睾丸间

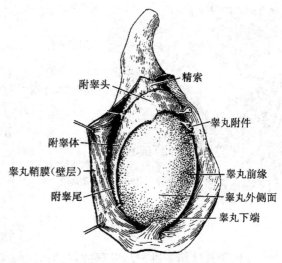

图 7-2　睾丸及附睾(右侧)

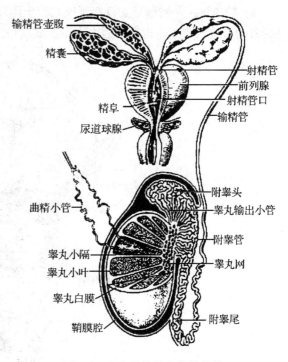

图 7-3　睾丸的结构和排精管道

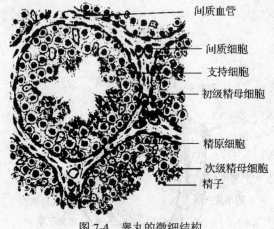

右侧标注（从上到下）：
间质血管
间质细胞
支持细胞
初级精母细胞
精原细胞
次级精母细胞
精子

图 7-4　睾丸的微细结构

质细胞，间质细胞可分泌雄激素。雄激素可促进男性生殖器官的发育及精子的生成、激发和维持男性的第二性征，同时雄激素还可促进蛋白质的合成和红细胞的生成，促进机体的生长发育。

从青春期开始，在黄体生成素的刺激下分泌男性激素。

睾丸的微细结构见图 7-4。

2. 附睾　呈新月形，紧贴睾丸的上端和后缘，可分为头、体、尾三部。附睾头主要由睾丸输出小管构成，附睾体、尾主要由附睾管构成。附睾尾末端弯向后上移行为输精管。附睾有贮存精子并使精子进一步发展成熟的作用(见图 7-3)。

3. 输精管和射精管

(1) 输精管：是附睾管的直接延续，起于附睾尾，上行出阴囊，经阴茎根部两侧，然后穿过腹股沟管进入腹腔，再弯向后内下至膀胱底后面，与精囊的排泄管汇合成射精管(见图 7-5)。

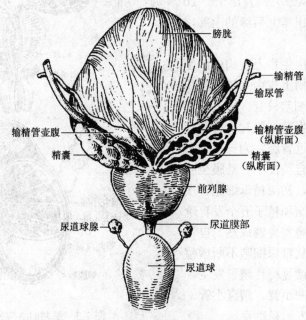

左侧标注（从上到下）：
输精管壶腹
精囊
尿道球腺

右侧标注（从上到下）：
膀胱
输精管
输尿管
输精管壶腹(纵断面)
精囊(纵断面)
前列腺
尿道膜部
尿道球

图 7-5　膀胱、前列腺、精囊和尿道球腺(后面观)

　　输精管在自睾丸上端至腹股沟管内口的行程中，有睾丸动脉、蔓状静脉丛、神经丛和淋巴管等与之伴行，它们被提睾肌和筋膜构成的被膜包裹，形成一条柔软的圆索状结构，称为精索。在阴囊根部和睾丸后上方位置表浅，是施行输精管结扎术的部位。

　　(2) 射精管：很短，由输精管末端与精囊的排泄管汇合而成，穿经前列腺实质，开口于尿道的前列腺部。

　　4. 附属腺和精液

　　(1) 精囊腺：位于膀胱底与直肠之间，输精管末端的下外侧，是一对长椭圆形的囊状器官，又称精囊。精囊的排泄管与输精管末端汇合成射精管(见图 7-5)。

　　(2) 前列腺：为不成对的实质性器官，形似前后稍扁的栗子，位于膀胱下方、直肠的前方，包绕尿道起始部，由腺组织和平滑肌组成。前列腺的排泄口直接开口于尿道。前列腺后面紧贴直肠，直肠指诊可触及前列腺。中年以后前列腺内腺组织逐渐退化，结缔组织增生，常形成前列腺肥大，可压尿道，引起排尿困难(见图 7-6)。

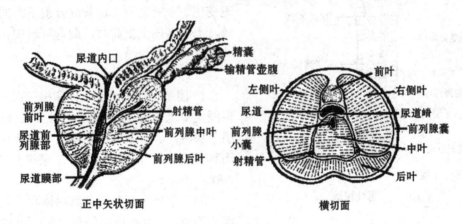

图 7-6　前列腺分叶

　　(3) 尿道球腺：是一对较小的豌豆形腺体，位于尿道膜部的后外侧，其排泄管开口于尿道球部。

　　(4) 精液：精子和附属腺的分泌物共同组成精液。精液黏稠，乳白色，弱碱性，适于精子生存和活动。一次射精约 2～5ml，含精子约 3 亿～5 亿个。输精管结扎后，阻断了精子的排出途径，但各附属腺分泌物排出不受影响，故射精时仍有无精子的精液排出。

　　5. 男性尿道　男性尿道具有排尿和排精的功能，起于膀胱的尿道内口，终于阴茎头的尿道外口。成人男尿道长约 16～22cm，管径平均为 5～7mm，分为前列腺部、膜部和海绵体部三部分(见图 7-7)。

　　(1) 前列腺部：为尿道穿过前列腺的部分，管腔中部扩大呈梭形。此部分后壁上有射精

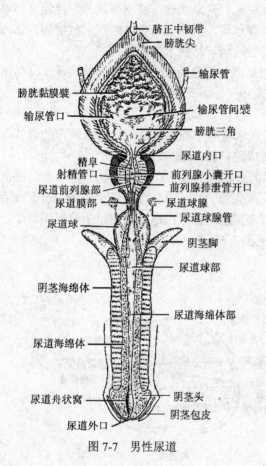

脐正中韧带
膀胱尖
输尿管
膀胱黏膜襞
输尿管口
输尿管间襞
膀胱三角
精阜
尿道内口
射精管口
前列腺小囊开口
尿道前列腺部
前列腺排泄管开口
尿道膜部
尿道球腺
尿道球
尿道球腺管
阴茎脚
尿道球部
阴茎海绵体
尿道海绵体部
尿道海绵体
尿道舟状窝
阴茎头
阴茎包皮
尿道外口

图 7-7　男性尿道

管和前列腺排泄管的开口。

(2) 膜部：为尿道穿过尿生殖膈的部分，长度最短，管腔狭窄。其周围有尿道膜部括约肌环绕，该肌属骨骼肌，受意识支配，收缩可关闭尿道。

(3) 海绵体部：为尿道通过阴茎尿道海绵体的部分，最长。

尿道的前列腺部和膜部称为后尿道，海绵体部称为前尿道。男性尿道全长共有三处狭窄，分别是尿道内口、膜部和尿道外口。

当阴茎自然悬垂时，尿道有两个弯曲：一处是位于耻骨联合下方的耻骨下弯，此处恒定无变化。一处是位于耻骨联合前下方的耻骨前弯，当阴茎向上提起时，此弯可消失。

二、外生殖器

1. 阴茎　可分为头、体和根三部分。阴茎根固定于耻骨弓；阴茎体垂于耻骨联合前下方；阴茎头游离。阴茎体与阴茎头交界处有一环状沟称阴茎颈，阴茎头顶端有尿道外口(见图7-8)。

阴茎主要由两条阴茎海绵体和一条尿道海绵体构成，其外被覆筋膜和皮肤(见图7-9)。阴茎海绵体位于背侧，左、右各一，互相紧密结合；尿道海绵体位于腹侧，有尿道贯穿其全长。海绵体由许多海绵体小梁和腔隙构成，腔隙与血管相通。当腔隙充血时，阴茎即变粗、变硬而勃起。阴茎的皮肤在阴茎颈处游离向前，然后折向内后方，再附于阴茎颈，形成双层环形皱襞，包绕阴茎头，称为阴茎包皮。包皮过长容易导致阴茎头发炎，也可能诱发阴茎癌。包皮口过小不能上翻露阴茎时，称为包茎，应行包皮环切手术。

2. 阴囊　位于阴茎的后下方，为一囊袋状结构，容纳睾丸、附睾和输精管起始处。阴囊壁由皮肤和肉膜组成，肉膜属于浅筋膜，内含平滑肌纤维，可随外界温度的变化而舒缩，以调节阴囊内的温度，保持阴囊内温度略低于体温，有利于精子的发育。

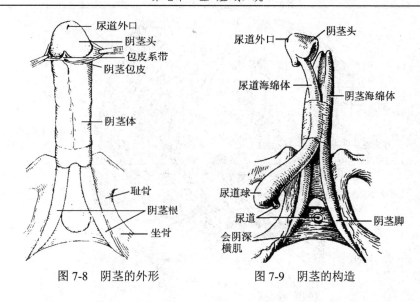

图 7-8 阴茎的外形　　图 7-9 阴茎的构造

第二节　女性生殖系统

　　女性的生殖腺是卵巢，它产生卵子并分泌女性激素；生殖管道包括输卵管、子宫和阴道；附属腺为前庭大腺。卵泡发育成熟后破裂，次级卵母细胞连同透明带、放射冠等一起进入腹膜腔，在输卵管外侧端的引导下进入输卵管，等待受精。如果受精，受精卵则由输卵管移至子宫，植入子宫内膜发育成胎儿。分娩时，胎儿经阴道娩出。如果未受精，则次级卵母细胞退化消失。女性外生殖器即女阴见图 7-10。

一、内生殖器

　　1. 卵巢

　　(1) 卵巢的位置和形态：卵巢左、右各一，紧贴盆腔侧壁，位于髂内、外动脉起始部的夹角处。卵巢呈扁卵圆形，大小、形状随年龄而异。幼年时较小，表面光滑，性成熟期最大。以后由于多次排卵，表面留有瘢痕，故凹凸不平。50 岁左右停经后逐渐萎缩。卵巢可分为内外两面、前后两缘和上下两端。上端与输卵管伞相接触，下端借韧带连于子宫。前缘为卵巢系膜，连于子宫阔韧带后层；后缘游离。

　　(2) 卵巢微细结构及卵泡发育：卵巢实质分为皮质和髓质两部分。皮质较厚，位于卵巢浅层，含有不同发育阶段的卵泡；髓质位于卵巢中央，主要由富含血管的疏松结缔组织构成(见图 7-11)。

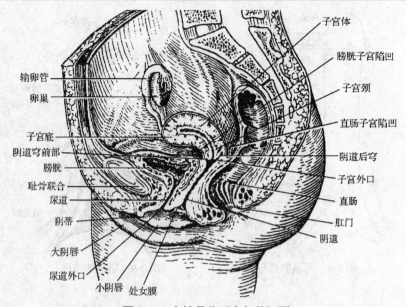

图 7-10　女性骨盆正中矢状切面

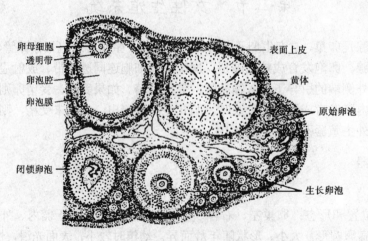

图 7-11　卵巢微细结构

　　① 卵泡的发育和成熟：卵泡发育大致分为三个阶段：即原始卵泡、生长卵泡和成熟卵泡。

　　原始卵泡：位于皮质浅层，由一个初级卵母细胞和围绕其周围的一层扁平的卵泡细胞构成。

　　生长卵泡：随着初级卵母细胞不断增大，卵泡细胞也分裂增殖成多层立方上皮。在初级卵母细胞和卵泡细胞之间出现了嗜酸性膜，称为透明带。卵泡细胞继续发育，细胞间出现了含卵泡液的小腔，最后融合为一个大腔，称为卵泡腔。卵泡腔将初级卵母细胞和其周围的卵泡细胞挤向卵泡的一侧。紧靠初级卵母细胞的一层卵泡细胞呈柱状排列，称为放射冠。在生长卵泡发育的同进，卵泡周围的结缔组织形成了富含血管和细胞的卵泡膜。卵泡膜与卵泡细胞分泌的雌激素，可以刺激女性的生殖器官的发育、促进女性第二性征的出现和促进阴道上皮合成糖原并分解为乳酸，起一定的抗菌作用。

成熟卵泡：在发育的最后阶段，卵泡停止增生，但卵泡继续增大，使卵泡向卵巢表面凸起。此时初级卵母细胞完成第一次成熟分裂，形成一个次级卵母细胞和一个第一极体。

② 排卵：成熟卵泡的卵泡液继续增多，卵泡壁变薄、破裂，次级卵母细胞、透明带、放射冠和卵泡液一起脱离卵巢，进入腹膜腔，此过程称为排卵。幼年时两卵巢大约有 30 万～40 万个原始卵泡。青春期后，每个月经周期约有 15～20 个卵泡生长发育，通常仅一个卵泡成熟并排卵，且左右卵巢交替排卵。女性一生排卵约 400 个，其余大多数卵泡先后退化，称闭锁卵泡。

③ 黄体的形成：排卵后，卵巢上的卵泡壁和周围的卵泡膜、血管塌陷，逐渐发育成一个大的细胞团，因其新鲜时呈黄色，故称为黄体。黄体可分泌孕激素和一定的雌激素。孕激素在雌激素的作用下，可促子宫内膜进一步增生、降低子宫平滑肌的兴奋性、促使乳腺的发育和促进机体产热等。如果受精，黄体大约可维持 6 个月后才退化，称为妊娠黄体；如果未受精，黄体仅可维持 14 天左右，称为月经黄体。黄体退化后形成白色的结缔组织，称为白体。

2. 输卵管　输卵管为一对细长弯曲的肌性管道，连于子宫底两侧，长约 10～14cm，直径平均约 5mm。由内侧向外侧分为下列四部(见图 7-12)：

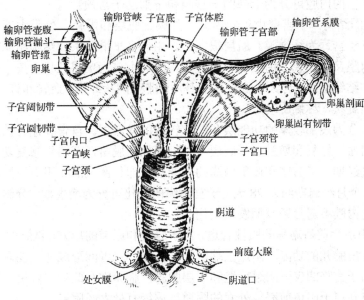

图 7-12　女性内生殖器(前面观)

(1) 输卵管子宫部：为位于子宫壁内的一段，很短，其内侧端以输卵管子宫口通子宫腔，外侧续连于输卵管峡。

(2) 输卵管峡：短而窄，水平向外移行为输卵管壶腹。输卵管结扎术多在此部进行。

(3) 输卵管壶腹：此段管腔膨大成壶腹状，约占输卵管全长的 2/3。卵子通常在此部受精。若受精卵未能移入子宫，而在输卵管或腹膜腔内发育，即成宫外孕。

(4) 输卵管漏斗：为输卵管的外侧端，管腔扩大成漏斗状，漏斗中央有输卵管腹腔口，与腹膜腔相通。

3. 子宫　子宫为一壁厚腔小的肌性器官，是产生月经和孕育胎儿的场所。子宫的形态、结构、大小和位置随年龄、月经和妊娠情况而变化。

(1) 子宫的位置：子宫位于骨盆腔的中央，膀胱和直肠之间。成年女性子宫的正常姿势为前倾和前屈位，即身体直立时，整个子宫向前倾倒，子宫体与子宫颈之间前屈、子宫长轴和阴道长轴之间前倾均向前弯曲。固定子宫的重要韧带有：子宫阔韧带，限制子宫向两侧移动；子宫圆韧带，维持子宫前倾；子宫主韧带，限制子宫下移；子宫骶韧带，维持子宫前屈。

(2) 子宫的形态：成年未孕的子宫呈前后略扁、倒置的梨形，可分为底、体、颈三部分。顶部圆凸的部分称子宫底；下端圆柱状的部分称子宫颈，子宫颈是癌的好发部位；中部介于子宫底与子宫颈之间的部分称子宫体。子宫颈与子宫体相接部窄细，称为子宫峡，剖腹产常在此处切口。子宫的内腔可分为上部的子宫腔和下部的子宫颈管。

(3) 子宫壁的结构：子宫壁由外向内分为外膜、肌层和内膜。外膜大部分为浆膜，由脏腹膜构成，只有子宫颈为纤维膜。肌层很发达，由许多平滑肌束和结缔组织构成，肌层内有丰富的血管。内膜又称黏膜，由上皮和固有层构成，上皮为单层柱状上皮。固有层较厚，为增殖能力较强的结缔组织，含大量低分化的基质细胞、网状纤维、血管和许多管状的子宫腺。其动脉弯曲呈螺旋状，称螺旋动脉。

子宫内膜可分为浅部较厚的功能层和深部较薄的基底层。自青春期开始，功能层出现周期性的剥脱、出血、修复和增生。基底层不发生周期性脱落，有增生修复功能层的能力。自青春期开始到绝经期，子宫底和体部内膜的功能层在卵巢激素的作用下，发生周期性变化，称月经周期。每个月经周期约为 28 天，子宫内膜的变化可分为增生期、分泌期和月经期三个阶段。子宫颈的内膜不随月经周期发生变化。

4. 阴道　阴道为前后略扁的肌性管道，位于膀胱和尿道的后方、直肠的前方(见图 7-10)。有排出月经和娩出胎儿的功能。阴道上端围绕子宫颈，二者间形成环状的阴道穹，阴道穹后部较深，与直肠子宫陷凹仅隔阴道后壁和一层腹膜，临床常在此处穿刺进行诊断和引流；阴道下端以阴道口开口于阴道前庭。处女的阴道口周缘有处女膜附着。

二、外生殖器

女性外生殖器又称女阴，包括阴阜、大阴唇、小阴唇、阴蒂和前庭大腺(见图7-13)。

1. 阴阜 是位于耻骨联合前面的皮肤隆起，皮下富有脂肪，成年时生有阴毛。

2. 大阴唇 是大腿内侧一对纵行隆起的皮肤皱襞。

3. 小阴唇 位于大阴唇的内侧，为一对较薄的皮肤皱襞。皱襞前后端相互连合，特别是后端在分娩时易造成撕裂，应注意保护。两侧小阴唇之间的裂隙，称阴道前庭，前部有尿道外口，后部有阴道口。

4. 阴蒂 位于耻骨联合的前下方，小阴唇前端会合处，由两个阴蒂海绵体构成。阴蒂头富有感觉神经末梢，感觉敏锐。

5. 前庭大腺 位于阴道口两侧皮肤的深面，左右各一，形似豌豆。可分泌黏液，润滑阴道，导管开口于阴道前庭。

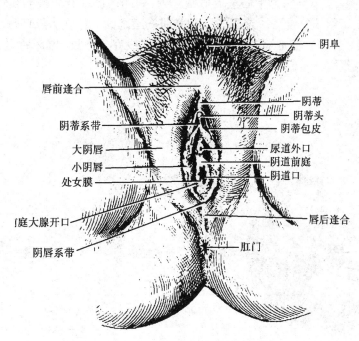

图7-13 女性外生殖器

附　录

附录一　女乳房

乳房为成对的器官，男性乳房不发达，女性乳房于青春后期开始发育生长，妊娠和哺乳期的乳房有分泌活动，老年妇女乳房萎缩。

乳房位于胸前部，胸大肌的表面。成年未哺乳女子的乳房呈半球形(见图 7-14)，紧张而富有弹性。乳房的中央有乳头，成年未妊娠妇女的乳头通常在第 4 肋间隙或第 5 肋与锁骨中线相交处。乳头周围颜色较深的环形区域，称乳晕。乳晕和乳头周围皮肤较薄，易于损伤，哺乳期时更应注意卫生，防止感染。

乳房由皮肤、乳腺、纤维结缔组织和脂肪组织构成(见图 7-15)。乳腺被纤维结缔组织分割为 15～20 个乳腺叶，以乳头为中心呈放射状排列。每个乳腺叶有一条输乳管，开口于乳头。乳腺内部有许多结缔组织纤维束，连于皮肤和胸肌筋膜之间，称乳房悬韧带，起固定支持作用。当乳腺癌变时，乳房悬韧带缩短，牵拉皮肤使其形成许多小凹，临床称之为"橘皮样变"，是乳腺癌的早期表现。

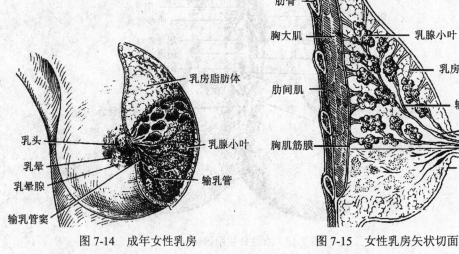

图 7-14　成年女性乳房

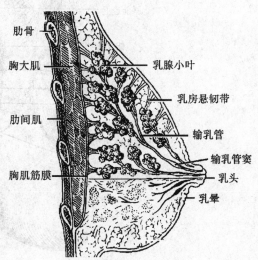

图 7-15　女性乳房矢状切面

(一) 乳房的分型

1. 根据乳房前突程度的分型　见图 7-16、表 7-1。

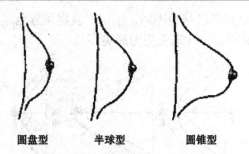

圆盘型 半球型 圆锥型

图 7-16 按乳房前突程度的乳房分型

表 7-1 按乳房前突程度分型的乳房特征

乳房分型	特 征
圆盘型	乳房前突的长度小于乳房基部的半径。多见于黄种人
半球型	乳房前突的长度等于乳房基部的半径。多见于白种人
圆锥型	乳房前突的长度大于乳房基部的半径,也称梨型。多见于黑种人

2. 根据乳房中轴线与胸壁之间位置关系的分型 见图 7-17、表 7-2。

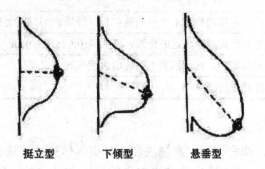

挺立型 下倾型 悬垂型

图 7-17 按乳房中轴线与胸壁位置关系的乳房分型

表 7-2 乳房按乳房中轴线与胸壁位置关系分型的特征

乳房分型	特 征
挺立型	乳房中轴线与胸壁之间构成直角。乳房丰满,富有弹性
下倾型	乳房中轴稍向下倾斜,与垂线之夹角大于 45°,乳房较柔软
悬垂型	乳房中轴线显著下斜,与垂线之夹角小于 45°,乳房柔软,皮肤松弛,弹性小

在乳房矢状面上,由乳头点分别向上、下引出至乳房基底与胸壁连接处的连线所成的夹

角称乳房角。不同形态的乳房其乳房角不同,半球形乳房呈直角,圆锥形乳房呈锐角,圆盘乳房呈钝角(见图7-18),其中以半球形乳房为最美。

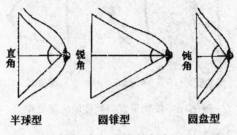

图 7-18　乳房的角度

3. 根据乳房体积分型　可分为 4 型:小型,乳房体积小于 200ml;中型,乳房体积为 250～350ml;大型,乳房体积为 600～800ml;巨型,乳房体积在 1500ml 以上。

(二) 乳头的分型

根据形状和突出度,可将乳头分为 4 型(见表 7-3):

表 7-3　乳头的分型

乳头类型	特　　征
圆柱型	从乳头根部至顶端呈基本一致的圆柱状,顶端较平,乳头高(1.12±0.25)cm
圆锥型	从乳头根部至尖其形状逐渐变细,乳头高(0.67±0.20)cm
扁平型	乳头无明显高起,其顶部基本与乳房表面平齐
内陷型	乳头部皮肤呈内陷状

(三) 乳房体积的常见测量方法

主要介绍以下两种,即按胸围差测量法和按身高、体重推算法。

1. 按胸围差来测量　即按乳房最高隆起点的胸围和乳房基底平面的胸围之差衡量乳房大小。胸围差与罩杯级别关系见表 7-4。

表 7-4　胸围差与罩杯级别关系

杯　级	AA	A	B	C	D	E	F	G	H	I
胸围差	7.5	10	12.5	15	17.5	20	22.5	25	27.5	30
乳房大小	过小	过小	偏小	适宜	适宜	适宜	偏大	偏大	巨大	巨大

2. 根据身高(cm)、体重(kg)推算乳房的体积　标准体重者,乳房体积＝2145.32－11.41×

身高；超体重者，乳房体积＝1874.27－9.25×身高；低体重者，乳房体积＝9.074×体重－134.18。其中，标准体重：体重＝身高－110；超体重：体重＞(身高－110)＋1；低体重：体重＜(身高－110)－1。

附录二 会阴

会阴有广义和狭义之分。狭义的会阴是指肛门和外生殖器之间的软组织(见图 7-19)。广义的会阴则是指封闭骨盆下口的全部软组织。此区呈菱形，其前界为耻骨联合下缘，后界为尾骨尖，两侧界为耻骨、坐骨和骶结节韧带。以两坐骨结节之间的连线可将会阴分为前、后两部分：前部为尿生殖区(尿生殖三角)，在男性有尿道通过，在女性有尿道和阴道穿过；后部为肛区(肛门三角)，有肛管穿过。

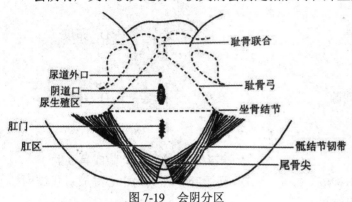

图 7-19 会阴分区

自 我 检 测

一、单项选择题

1. 男性的生殖腺是( )。
    A. 睾丸　　　　　　B. 附睾　　　　　　C. 前列腺　　　　　　D. 精囊腺
2. 输精管( )。
    A. 起始于睾丸
    B. 全长分三部分
    C. 结扎术常在精索部进行
    D. 其末端膨大成输精管壶腹，并延续成射精管
3. 不属于女性内生殖器的器官是( )。
    A. 卵巢　　　　　　B. 子宫　　　　　　C. 阴道　　　　　　D. 前庭大腺
4. 子宫( )。
    A. 在膀胱和直肠之间　　　　　　　　　　B. 为腹膜的内位器官

C. 子宫颈全部位于阴道上方　　　　　D. 子宫体位于大骨盆内

5. 睾丸的白膜(　)。

A. 是一层浆膜　　　　　　　　　　　B. 是一层疏松结缔组织

C. 是一层纤维膜　　　　　　　　　　D. 将睾丸内分成睾丸小叶

二、多项选择题

1. 属于子宫附件的是(　)。

A. 输卵管　　　　B. 子宫　　　　　C. 子宫主韧带　　　　D. 卵巢

E. 阴道

2. 男性生殖的附属腺是(　)。

A. 附睾　　　　　B. 前列腺　　　　C. 睾丸　　　　　　　D. 精囊腺

E. 尿道球腺

3. 女性乳房(　)。

A. 可分泌雌激素　　　　　　　　　　B. 乳头约平第 4 肋间隙或第 5 肋

C. 由皮肤、乳腺和脂肪组织构成　　　D. 乳腺叶以乳头为中心呈放射状排列

E. 乳房悬韧带对乳房无支持作用

4. 固定子宫前倾前屈的固定装置有(　)。

A. 子宫阔韧带　　　B. 子宫圆韧带　　C. 子宫主韧带　　　　D. 骶子宫韧带

E. 盆底肌和阴道

5. 男性尿道有三扩大，分别位于(　)。

A. 尿道内口　　　　B. 前列腺部　　　C. 膜部　　　　　　　D. 尿道球部

E. 尿道舟状窝

三、简答题

1. 输精管分哪几部分？临床上常在何部进行结扎？

2. 简述精子的排出途径。

3. 简述子宫的形态。

4. 请结合模特按胸围差的方法测量乳房体积，并列出与罩杯级别的关系。

第八章 循环系统

循环系统是一套密闭的管道系统，包括心血管系统和淋巴系统两部分。心血管系统由心、动脉、毛细血管和静脉组成；淋巴系统包括淋巴管道、淋巴器官和淋巴组织。

循环系统的主要功能是物质运输，即将消化系统吸收的营养物质和肺吸入的氧运送到全身器官的组织和细胞，同时将组织和细胞的代谢产物如二氧化碳、尿素等运送到肾、肺、皮肤等器官并排出体外，以保证身体新陈代谢的正常进行；内分泌器官和分散在体内各处的内分泌细胞所分泌的激素以及生物活性物质也是通过循环系统输送，作用于相应的靶器官，以实现身体的体液调节。此外，循环系统对维持身体内环境理化因素的相对稳定以及机体防御功能的实现等均有重要作用。

根据血液循环途径和功能不同可分为体循环(大循环)与肺循环(小循环)两部分(见图 8-1)，这两个循环是同步进行的。

体循环(大循环)：血液由左心室射出，经主动脉及其分支到达全身毛细血管，与周围的组织、细胞进行物质和气体交换，再通过各级静脉，最后经上、下腔静脉及心冠状窦返回右心房，这一循环途径称体循环(大循环)。体循环的主要特点是行程长、流经范围广，以含氧高和营养物质丰富的动脉血滋养全身各部，并将其代谢产物如二氧化碳等运回心。

肺循环(小循环)：血液由右心室射出，经肺动脉干及其各级分支到达肺泡毛细行血管网进气体交换，再经肺静脉进入左心房，

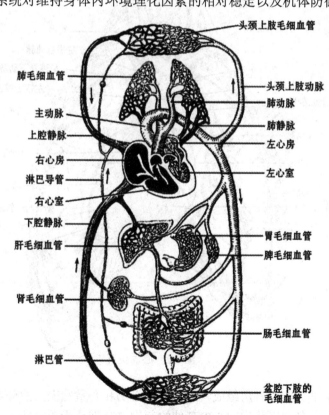

图 8-1 循环系统示意图

这一循环途径称肺循环(小循环)。肺循环主要特点是行程较短，只通过肺，进行气体交换，主要使静脉血转变成氧饱和的动脉血。

第一节　心血管系统

一、心脏

　　心脏是中空的肌性器官，是连接动、静脉的枢纽和心血管系统的"动力泵"。心内部被房间隔和室间隔分为互不相通的左、右两半，每半又分为心房和心室，故心有四个腔：左心房、左心室、右心房和右心室。同侧心房和心室借房室口相通。心房接受静脉，心室发出动脉。在房室口和动脉口处均有瓣膜，保证血液定向流动。

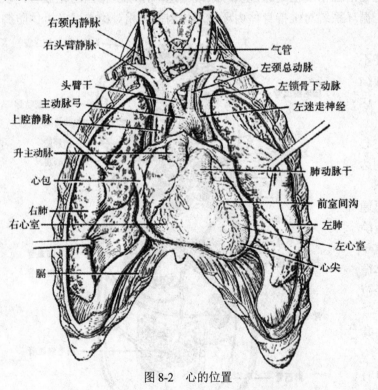

图 8-2　心的位置

（一）心的位置和外形

　　心位于胸腔中纵隔内，外面围着心包，约 1/3 在身体正中矢状面右侧，2/3 在正中矢状面左侧(见图 8-2)。前方平对向胸骨体和第 2～6 肋软骨；后方平对第 5～8 胸椎；两侧与纵隔胸膜、胸膜腔和肺相邻；上方与出入心的大血管相连；下方邻膈。心近似倒置的、前后稍扁的圆锥体，稍大于本人拳头。心可分为一尖、一底。心尖圆钝、游离，由左心室构成，朝向左前下方，与左胸前壁接近，故在左侧第 5 肋间隙锁骨中线内侧 1～2cm 处可扪及心尖搏动。心底朝向右后上方，大部分由左心房、9

小部分由右心房组成。冠状沟是心房和心室在表面的分界标志。在心室的胸肋面和膈面各自有一条自冠状沟向心尖延伸的浅沟，分别称为前室间沟和后室间沟(见图 8-3、图 8-4)。

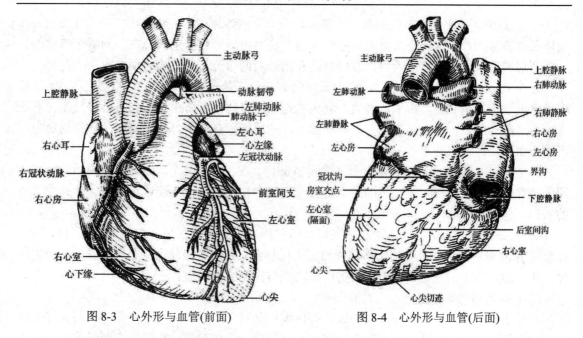

图 8-3　心外形与血管(前面)　　　　　　　　图 8-4　心外形与血管(后面)

(二) 心的结构

　　心有四个腔，即右心房、右心室、左心房和左心室(见图 8-5)。左、右心房间有房间隔，左、右心室间有室间隔，因此左半心与右半心互不相通。但右心房与右心室之间，左心房与左心室之间，均借房室口相通。

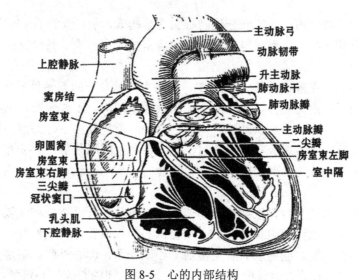

图 8-5　心的内部结构

1. 右心房 是心腔最右侧的部分，其入口有：上腔静脉口、下腔静脉口和冠状窦口。体循环所有静脉血都从这三个口进入右心房。右心房的出口为右房室口。在房间隔下部右侧有一卵圆形浅窝，称卵圆窝，为胎儿时期卵圆孔闭合后的遗迹，房间隔缺损多发生于此处。

2. 右心室 入口即右房室口，口的周缘附有三个三角形瓣膜，称右房室瓣(三尖瓣)。瓣膜借腱索连于乳头肌上，瓣膜、腱索、乳头肌是一个整体，可防止血液向右心房反流。右心室出口是肺动脉口，连于肺动脉干。肺动脉干口的周缘附有三个半月形瓣膜，称肺动脉瓣。可防止血液反流入右心室。

3. 左心房 左心房后壁的两侧有 4 个肺静脉口，左、右各两个，由肺回流的动脉血经这四条肺静脉注入左心房。左心房的前下部有一出口，称左房室口，连通左心室。这是左心房的入口，位于左心房，出口为左房室口。

4. 左心室 左心室的入口即左房室口，口的周缘附有两个三角形瓣膜，称左房室瓣(二尖瓣)，瓣膜借腱索连于乳头肌，其功能与三尖瓣相似。左房室口前内侧有主动脉口，通主动脉。主动脉口周缘附有主动脉瓣，其构造和功能与肺动脉瓣相似。

(三) 心壁的构造

心壁由心内膜、心肌和心外膜构成。心内膜：是衬于心房和心室壁内面的一层光滑的薄膜，与血管的内膜相连续。心内膜在房室口和动脉口处形成瓣膜。心肌由心肌纤维构成。心室肌比心房肌厚，尤以左心室肌最厚。心房肌与心室肌不连续，它们被房室口周围的纤维环隔开，因此心房肌和心室肌不同时收缩。心外膜是包在心肌外面的一层光滑的浆膜，即浆膜心包的脏层。

(四) 心传导系统

心传导系统位于心壁内，由特殊分化的心肌纤维构成，能产生兴奋和传递冲动，以维持心正常的节律性舒缩。心传导系统包括窦房结、房室结、房室束及其分支(见图 8-5)。

(五) 心的血管

营养心壁的动脉为左冠状动脉(见图 8-3)，均由主动脉升部的起始处发出，行于心外膜深面。右冠状动脉沿冠状沟向右行，至心的下面转入后室间沟，主要分布于右心房、右心室和室间隔后部及左心室后部。左冠状动脉短而粗，分为沿前室间沟下行的前室间支和沿冠状沟向左行至心下面的旋支，主要分布于左心房、左心室和室间隔前部，并分布于右心室前面。心壁的静脉主要汇入冠状沟后部的冠状窦，该窦经右心房的冠状窦口通入右心房。

(六) 心包

为包裹心和出入心的大血管根部的纤维浆膜囊，可分为纤维心包和浆膜心两部分。纤维心包为心包外层，是纤维结缔组织囊，上方与出入心的大血管外膜相移行，下方与膈中心腱相邻。浆膜心包可分为脏、壁两层。脏层覆盖于心肌表面，即心外膜；壁层贴在纤维心包内面。脏、壁两层在出入心的大血管根部相互移行，两层之间的腔隙称心包腔，内有少量浆液，起润滑作用，可减少心搏动时的摩擦。

（七）心的体表投影

心在胸前的体表投影可用四点及其连线来确定(见图8-6)。左上点在左侧第2肋软骨下缘，距胸骨左缘约1.2cm处。右上点在右侧第3肋软骨上缘，距胸骨右缘约1.0cm处。左下点在左侧第5肋间隙，距前正中线7～9cm(或锁骨中线内侧1～2cm处)，即心尖部位。右下点在右侧第6胸肋关节处。左上点、右上点的连线为心上界；左下点、右下点的连线为心下界；右上、下点连线为心右缘，略向右凸；左上、下点连线是心左界，略向左凸。

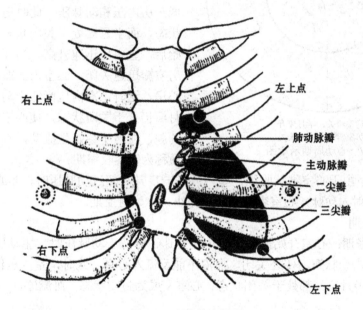

图8-6 心的体表投影

二、心的泵血功能

（一）心率和心动周期

1. 心率　每分钟心脏跳功的次数称为心跳频率，简称心率。正常成人安静时的心率为60～100次/min，平均75次/min。心率可因年龄、性别及其他生理情况而有差异。新生儿心率可达130次/min以上，随着年龄增长而逐步减慢，到15～16岁时，接近于成年人的水平；女性心率比男性稍快；经常进行体育锻炼和体力劳动者心率较慢；在安静或睡眠时心率较慢，情绪激动或运动时心率加快。

2. 心动周期　心房或心室每收缩和舒张一次所构成的机械活动周期称为一个心动周期，分别包括收缩期和舒张期。假设某人心率为75次/min，则心脏每收缩、舒张一次历时0.8s，

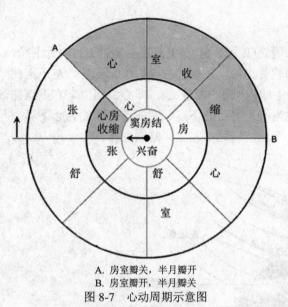

A. 房室瓣关，半月瓣开
B. 房室瓣开，半月瓣关
图 8-7　心动周期示意图

其中心房收缩历时 0.1s，心房舒张历时 0.7s；心室收缩历时 0.3s，心室舒张历时 0.5s。心室和心房都舒张的这段时间，称为全心舒张期(见图 8-7)。

(二) 心脏的泵血过程

1. 心室收缩期

(1) 等容收缩期：心室舒张末期，室内压低于房内压和动脉压，此时房室瓣处于开放状态，而半月瓣处于关闭状态。心室收缩开始后，室内压迅速升高，当高于房内压时，房室瓣迅速关闭，心室内的血液不会倒流入心房，这时，室内压尚低于动脉压，所以半月瓣仍处于关闭状态，使心室成为一个密闭的腔，血液不会发生流动，心室容积不变，故称为等容收缩期。

(2) 射血期：由于心室继续收缩，室内压进一步升高超过动脉压时，半月瓣被推开，心室内血液便迅速射入动脉，心室容积亦迅速减小，称为射血期。

2. 心室舒张期

(1) 等容舒张期：心室开始舒张，室内压急速下降低于动脉压时，主动脉内的血液向心室方向反流，冲击动脉瓣，使之关闭，血液不能反流入心室。此时，室内压仍高于房内压，因此，房室瓣和半月瓣又都处于关闭状态，心室又成为封闭状态，血流停止，心室容积不变，故称等容舒张期。

(2) 充盈期：随着心室进一步舒张，室内压继续降低，当室内压低于房内压时，房室瓣开放，心房和腔静脉内的血液迅速被心室舒张产生的负压作用而抽吸入心室，心室容积随之增大，此期称为充盈期。

由此可见，心血管中血液的单向流动依赖于瓣膜的启闭，瓣膜的启闭又取决于心室与心房、动脉内之间的压力差，而心室内压力的改变又有赖于心室肌的收缩和舒张。

三、心功能的评价、影响因素和心力储备

心脏的射血量是衡量心脏功能的基本指标。一侧心室每收缩一次所射出的血量称为每搏输出量，简称搏出量。正常人在同一时间内左、右心室输出的血量基本相同，安静时，约为 60～80ml，平均 70ml。每分输出量指每分钟由一侧心室射出的血液总量，称为每分输出量，简称心输出量。每分输出量为每搏输出量与心率的乘积，约为 4.5～6.0L/min，平均 5.0L/min。

在剧烈运动和劳动时，心输出量可高达 25～35L/min，说明心脏活动有很大潜力。心指数指每平方米体表面积的心输出量。心指数的测试排除了因个体差异而造成心输出量的不同，因此，是分析比较不同个体心功能时常用的指标。心指数正常值为 3.0～3.5L/(min·m^2)。

心输出量是每搏输出量和心率的乘积，而每搏输出量又取决于心肌收缩力、动脉血压(后负荷)和静脉回心血量(前负荷)。因此，上述因素均可影响心输出量。

心力储备指心输出量能随代谢需要而增加的能力。储备能力的大小，取决于心率和每搏输出量最大限度的变化。在心率加快的同时，每搏输出量也增加，则心输出量显著增加。健康人心力储备能力是很大的，大约是安静时的 5～7 倍。经常劳动和体育锻炼的人可提高心力储备，增加心血管活动的适应能力。

四、心音

在心动用期中，因心肌的收缩和舒张、瓣膜的关闭及血流冲击等因素引起的机械振动而产生，借助于听诊器在胸前壁上能清晰地听到的声音称为心音。在每个心动周期中，一般可听到两个心音，分别称为第一心音和第二心音。

第一心音是由于心室收缩、房室瓣关闭的振动以及血液撞击大动脉管壁引起的振动所产生，因此，第一心音标志着心缩期的开始。其特点是音调较低，持续时间较长，通常在心尖搏动处听得最清楚。第一心音的强弱反映了心室肌收缩力的强弱和房室瓣的功能状态。

第二心音是由于心室舒张、动脉瓣关闭的振动以及血流冲击主动脉根部所产生，因此，第二心音标志着心舒期开始。其特点是音调较高，持续时间稍短，通常在心底部(胸骨角左、有缘第二肋间隙)较响亮，它的强弱反映了动脉压的高低及半月瓣的机能状态。因此，心音听诊对某些心血管系统疾病的诊断具有重要意义。

五、血管

(一) 血管的种类、结构与分布

血管分布在身体各部，分为动脉、静脉、毛细血管三类。

1. 动脉　动脉是运送血液离心的管道，管壁较厚，根据管径的粗细可分为大、中、小三种动脉。大动脉弹力纤维丰富，心室射血时，管壁被动扩张；心室舒张时，管壁弹性回缩，推动血液继续向前流动。中、小动脉，特别是小动脉平滑肌可在神经体液调节下收缩或舒张以改变管腔大小，从而影响局部血流量和血流阻力。动脉在行程中不断分支，愈分愈细。

2. 毛细血管　毛细血管是连接动、静脉末梢间相互交织成网状的微细血管，管径 8～10μm，管壁主要由单层内皮细胞构成。毛细血管分布广泛，除软骨、角膜、晶状体、毛发、牙釉质和被覆上皮外，遍布全身各处。一般在代谢旺盛的器官(如心、肝、肾等)毛细血管网稠密，在代谢较低的结构(如肌腱、平滑肌等)则较稀疏。毛细血管数量多，管壁薄，通透性大，管内血流缓慢，是血液与组织、细胞间进行物质交换的场所。

3. 静脉　静脉是引导血液回心的管道，起始于毛细血管的静脉端，在向心回流过程中不断接纳属支，愈合愈粗，最后注入心房。与相应动脉相比，静脉管壁薄、管腔大、弹性小，血液在静脉内流动缓慢。

(二) 肺循环的动静脉

肺循环的动静脉包括肺动脉和肺静脉，血管粗短。肺动脉起自右心室肺动脉口在主动脉弓下方分为左、右肺动脉，分别进入左肺上、下叶。肺静脉左、右各两条，分别称左肺上静脉、左肺下静脉和右肺上静脉、右肺下静脉。它们起自肺门，注入左心房。

(三) 体循环的动静脉

体循环的动静脉包括从心脏发出的主动脉及其各级分支，以及返回心脏的上腔静脉、下腔静脉、冠状静脉窦及其各级属支。

主动脉是体循环动脉的主干，由左心室发出，先向右前上方行，继向左后方弯曲，再沿脊柱下降，穿过膈肌的主动脉孔进入腹腔，下行至第四腰椎体下缘分为左、右髂总动脉。按其行程，可分为主动脉升部、主动脉弓、主动脉胸部(胸主动脉)和主动脉腹部(腹主动脉)。人体各部动脉都是从主动脉各部发出。

1. 体循环的动脉　人体各部的动脉干在分布上有如下特点：动脉干走行于身体的屈侧，深部或较为隐蔽的部位。左、右侧的动脉分支和分布大多对称。在胸部、腹部和盆部，动脉可分壁支和脏支两类，分别供给体腔的壁和脏器。分布到器官的动脉，一般由该器官附近的动脉干发出(见图 8-8)。

(1) 头颈部的动脉：颈总动脉是营养头颈部的动脉干。在颈总动脉分为颈内、外动脉的分叉处的后壁上，有一扁椭圆形小体，称颈动脉小球，为化学感受器。当血液中二氧化碳浓度升高时，此感受器受到刺激，引起反射性的呼吸加深、加快。在颈内动脉起始处的膨大部分，称颈动脉窦，壁内有压力感受器。当动脉血压升高时，颈动脉窦扩张，压力感受器受到刺激，反射性地引起心跳减慢，血压下降。

(2) 上肢的动脉：锁骨下动脉是营养上肢的动脉干。

(3) 胸部的动脉：胸主动脉是营养胸腔脏器(肺、支气管、食管)和胸壁的动脉主干，可分为脏支和壁支。

(4) 腹部的动脉：腹主动脉是营养腹腔脏器和腹壁的动脉主干，亦分为脏支(成对和不成对)和壁支。

(5) 盆部的动脉：髂内动脉是营养盆腔内脏、盆壁、会阴和外生殖器等的动脉干。亦分为脏支和壁支。

(6) 下肢的动脉：髂外动脉是营养下肢的动脉干。

2. 体循环的静脉　体循环的静脉从各部的毛细血管网开始，逐渐汇合成较大静脉，最后汇合成上腔静脉及下腔静脉，都注入右心房(见图 8-9)。

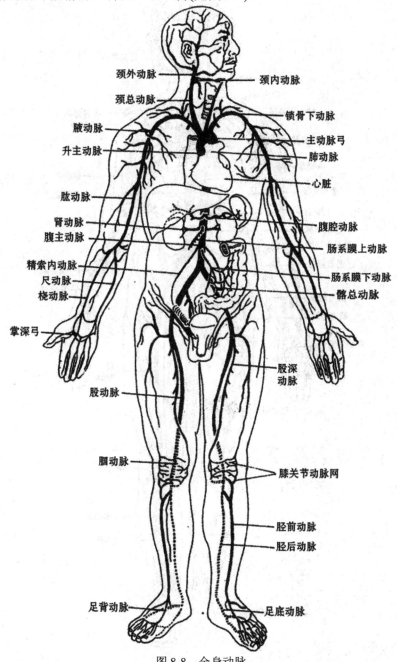

图 8-8 全身动脉

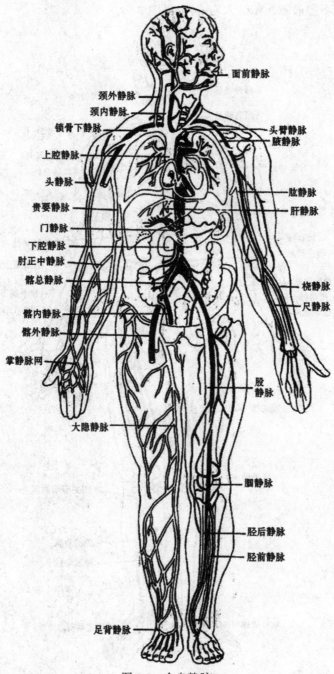

面前静脉
颈外静脉
颈内静脉
锁骨下静脉
头臂静脉
腋静脉
上腔静脉
头静脉
肱静脉
贵要静脉
肝静脉
门静脉
下腔静脉
肘正中静脉
髂总静脉
桡静脉
尺静脉
髂内静脉
髂外静脉
掌静脉网
股静脉
大隐静脉
腘静脉
胫后静脉
胫前静脉
足背静脉

图 8-9　全身静脉

(1) 冠状窦是专门收集心脏的静脉血的静脉管道。

(2) 上腔静脉系是收集头颈、上肢和胸背部等处的静脉血回到心脏的管道。

(3) 下腔静脉系是收集腹部、盆部、下肢所有静脉血回心的一系列管道。

门静脉系是下腔静脉系中的一个重要部分，它由肝以外的腹腔不成对脏器的静脉共同汇合组成，最后由肠系膜上静脉与脾静脉在胰头后方汇合为门静脉入肝内。门静脉在肝内反复分支最后由肝右、中、左静脉输入下腔静脉。门静脉及其属支(见图 8-10)与上、下腔静脉系之间有多处吻合，当病人门脉高压时(如肝硬化)，门静脉血液可经食管静脉、直肠静脉丛，脐周静脉形成侧支循环，流入上、下腔静脉。如严重者可引起食管静脉破裂而呕血、直肠静脉丛扩张破裂引起便血，及脐周静脉怒张等临床症状。

(四) 动脉血压和动脉脉搏

动脉血压是指血液在动脉血管内流动时对管壁的压强。在每个心动周期中动脉血压呈现周期性变化。心室收缩时，动脉血压升高所达到的最高值，称为收缩压。心室舒张时，动脉血压下降所降到的最低值，称为舒张压。收缩压与舒张压之差，称为脉搏压或脉压。在安静状态下，我国成人收缩压为 90～130mmHg，舒张压为 60～90mmHg，脉压为 30～40mmHg。正常人的动脉血压随年龄、性别的不同而略有差异。男性略高于女性；儿童低于成年人，新生儿的血压最低。健康成人血压安静时相对稳定，活动时或激动时可暂时升高。

在每一个心动周期中，动脉内压力发生周期性变化，这种压力变化引起动脉管壁发生周期性波动，称为动脉脉搏，简称脉搏。脉搏起始于主动脉，可沿管壁向外传播，由于传播过程中消耗能量，振幅逐渐减小，一般至微动脉即消失。搏动在手术中可以直接看到，用手指可在体表摸到表浅动脉的搏动。脉搏在一定程度上反映心血管的功能状态，如心率快，则脉搏加快；心律失常，则脉搏强弱不等，快慢不一；高血压病人，脉搏紧张度高；动脉硬化患者，动脉弹性降低，脉搏传播快。因此，认真触摸动脉搏动，并做好记录，有助于对患者心血管功能的动态了解。

在每一个心动周期中，动脉内压力发生周期性变化，这种压力变化引起动脉管壁发生周期性波动，称为动脉脉搏，简称脉搏。脉搏起始于主动脉，可沿管壁向外传播，由于传播过程中消耗能量，振幅逐渐减小，一般至微动脉即消失。动脉搏动在手术中可以直接看到，用手指可在体表模到表浅动脉的搏动。动脉脉搏在一定程度上反映心血管的功能状态，如心率快，则脉搏加快；心律失常，则脉搏强弱不等，快慢不一；高血压病人，脉搏紧张度高；动脉硬化患者，动脉弹性降低，脉搏传播快。因此，认真触摸动脉搏动，并做好记录，有助于对患者心血管功能的动态了解。

(五) 静脉血压

血液由动脉通过毛细血管汇集到小静脉时，血压降低到 2.0～2.7kPa(15～20mmHg)，最后汇入右心房时压力已接近于零。通常将各器官或肢体的静脉血压，称为外周静脉压。把腔

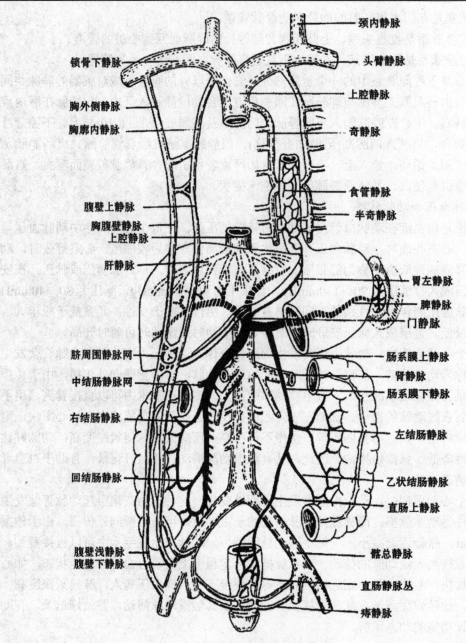

颈内静脉
锁骨下静脉
头臂静脉
上腔静脉
胸外侧静脉
胸廓内静脉
奇静脉
食管静脉
腹壁上静脉
半奇静脉
胸腹壁静脉
上腔静脉
肝静脉
胃左静脉
脾静脉
门静脉
脐周围静脉网
肠系膜上静脉
中结肠静脉网
肾静脉
肠系膜下静脉
右结肠静脉
左结肠静脉
回结肠静脉
乙状结肠静脉
直肠上静脉
腹壁浅静脉
腹壁下静脉
髂总静脉
直肠静脉丛
痔静脉

图 8-10　门静脉及其属支

静脉和右心房的血压，称为中心静脉压。中心静脉压为 0.49～1.18kPa(6～10mmHg)。中心静脉压的高低，取决于心的射血能力与静脉回心血量。临床上监测中心静脉压可作为心的功能状态和输血、输液的参考指标。如果中心静脉压高于正常并有进行性升高的趋势，揭示心的射血功能不全或输液过快、过多。如中心静脉压过低，则表示循环血量不足。

(六) 微循环

微循环是指微动脉与微静脉之间微血管中的血液循环。它不但是血液循环系统与组织液直接进行物质交换的场所，而且具有调节局部血流，参与维持动脉血压和影响毛细血管内、外体液分布的功能。微循环的血液从微动脉流向微静脉经过三条途径。

1. 直捷通路　血液从微动脉、后微动脉、通血毛细血管和微静脉。此通路直且较短，安静时经常处于开放状态，血流速度较快，很少进行物质交换。其主要功能是使一部分血液迅速通过微静脉返回静脉回流入心。

2. 迂回通路　血液从微动脉、后微动脉、毛细血管前括约肌、真毛细血管网、微静脉。此通路迂回曲折。真毛细血管网数量多、管壁薄、通透性高、血流缓慢，相互交错、穿插于各组织细胞之间，是物质交换的主要场所，又称为营养通路。

3. 动-静脉短路　由微动脉、动-静脉吻合支、微静脉。此通路最短。血液流经此通路时，不进行物质交换，所以这条通路又称非营养通路。在一般情况下，这一通路经常处于封闭状态。在皮肤，这类通路较多，当通路开放后使皮肤血流量增加，促进皮肤散热，有调节体温的作用。

第二节　淋 巴 系 统

淋巴系统由淋巴管道和淋巴器官组成(见图 8-11)。淋巴管道内流动着无色透明的淋巴液，淋巴器官和淋巴组织产生淋巴细胞，并过滤淋巴和参与免疫反应。淋巴液最后通过左、右静脉角注入静脉。

一、淋巴管道

淋巴管道按管径大小分为毛细淋巴管、淋巴管、淋巴干和淋巴导管。

(一) 毛细淋巴管

毛细淋巴管以膨大的盲端起始于组织间隙，彼此吻合成网，在体内分布甚广。毛细淋巴管的管壁极薄，只由一层内皮组成，内皮细胞间常有较宽的间隙，基膜很薄或不存在，其通透性比毛细血管大。组织中一些不易透过毛细血管壁的大分子物质，如蛋白质、细菌、癌细胞等，较易进入毛细淋巴管。

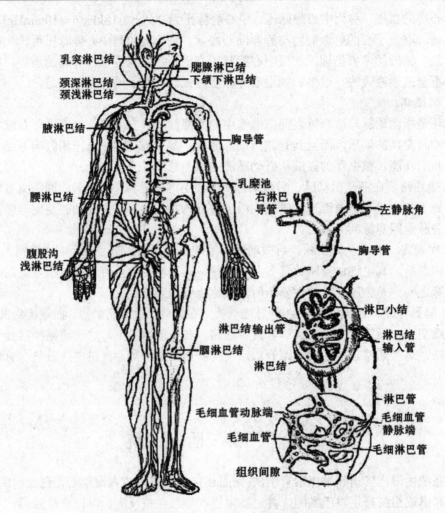

图 8-11　全身深浅淋巴管和淋巴结

(二) 淋巴管

　　淋巴管由毛细淋巴管汇合而成，管壁比静脉管壁薄，管径较细，瓣膜较多，因而外观呈串珠状。淋巴管的配布与静脉相似，也分浅淋巴管和深淋巴管，但数量比静脉多得多。在淋巴管的行程中，通常连有单个或成群的淋巴结。

(三) 淋巴干

　　人体各部的淋巴管经过一系列淋巴结群后，其最后一群淋巴结的输出管汇合成一条淋巴干。全身共有九条淋巴干，即左右颈干、左右锁骨下干、左右支气管纵隔干、左右腰干和单一的肠干。

(四) 淋巴导管

淋巴导管有两条，由9条淋巴干汇合而成，分别是胸导管和右淋巴导管。

1. 胸导管 胸导管是人体最大的淋巴管道，在第一腰椎前面由左、右腰干和肠干合成，其起始部膨大，称乳糜池。胸导管沿脊椎前方上行到左颈根部，接纳左颈干，左锁骨下干和左支气管纵隔干后，汇入左静脉角胸导管，收集除右上半身以外的人体各部的淋巴。

2. 右淋巴导管 右淋巴导管很短，由右颈干、右锁骨下干和右支气管纵隔干合成，收集人体右侧上半身的淋巴，最后汇入右静脉角。

(五) 全身重要的淋巴结群

人体某器官或某部位的淋巴引流至一定的淋巴结，该淋巴结为这一器官或部位的局部淋巴结。

1. 头颈部淋巴结群 头颈部淋巴结较多，主要分布于头颈交界处和颈内、外静脉的周围 (见图 8-12)，主要有：

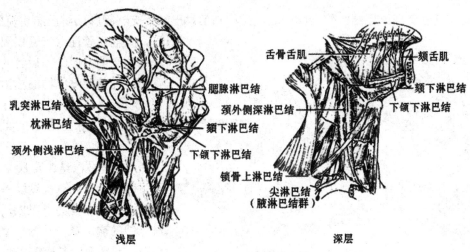

图 8-12 头颈部淋巴结

(1) 下颌下淋巴结：位于下颌下腺周围，收纳面部和口腔的淋巴，其输出管注入颈外侧深淋巴结。

(2) 颈外侧浅淋巴结：位于胸锁乳突肌的浅面，沿颈外静脉排列，收纳耳后和腮腺下部等处的淋巴，其输出管注入颈外侧深淋巴结。

(3) 颈外侧深淋巴结：沿颈内静脉排列，其中位于锁骨上方的颈外侧深淋巴结称为锁骨上淋巴结。颈外侧深淋巴结直接或间接收纳头、颈部各群淋巴结的输出管，颈外侧深淋巴结

的输出管汇成颈干。左颈干注入胸导管处
常无瓣膜，故胃癌或食管癌患者，癌细胞
可经胸导管转移到左锁骨上淋巴结。

2. 上肢淋巴结群　上肢淋巴结群主
要有腋淋巴结(见图 8-13)，位于腋窝内，
数目较多。收纳上肢、胸前外侧壁、乳房
和肩部等处的淋巴，其输出管汇合成锁骨
下干。乳腺癌常转移到腋淋巴结。

3. 胸部淋巴结群　主要分布于肋两
端附近和纵隔内器官的周围。重要的有：

(1) 胸骨旁淋巴结：沿胸廓内动脉排
列，收纳胸前壁、腹前壁上部和乳房内侧
部等处的淋巴，其输出管注入支气管纵隔
干。

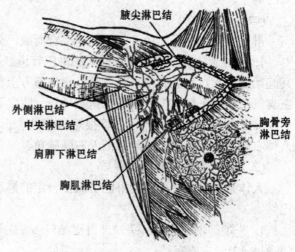

图 8-13　腋淋巴结

(2) 支气管肺门淋巴结：位于肺门处，又称肺门淋巴结。支气管肺门淋巴结引流肺的淋巴，其输出管注入气管杈周围和气管两侧的淋巴结，后者的输出管与纵隔前部淋巴结的输出管组成支气管纵隔干(见图 8-14)。

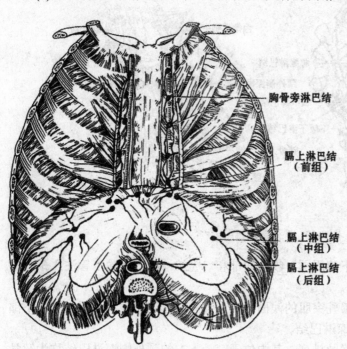

图 8-14　胸骨旁淋巴结和膈上淋巴结

4. 腹部淋巴结　主要沿腹部血管分部。

(1) 腰淋巴结：沿腹主动脉和下腔静脉排列，收纳腹后壁及腹腔内成对脏器的淋巴以及髂总淋巴结的输出管，其输出管汇合成左、右腰干，注入乳糜池(见图 8-15)。

(2) 腹腔淋巴结、肠系膜上淋巴结和肠系膜下淋巴结：均位于同名动脉起始处的周围，引流相应动脉分布区域的淋巴(即腹腔内不成对脏器的淋巴)，以上三处淋巴结的输出管共同汇合成肠

干，注入乳糜池。

5. 盆部淋巴结群 盆部的髂内淋巴结、髂外淋巴结、髂总淋巴结分别沿髂内、外动脉和髂总动脉排列，收纳同名动脉分布区域的淋巴，最后经髂总淋巴结的输出管注入腰淋巴结(图 8-15)。

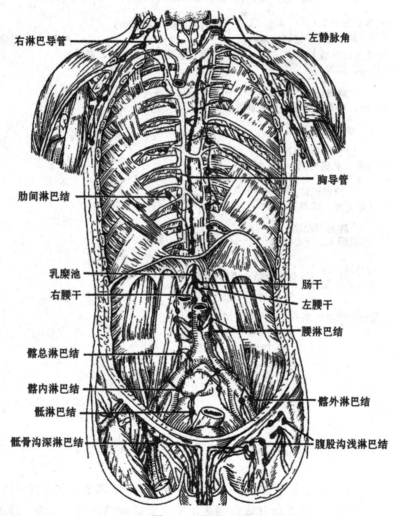

右淋巴导管 左静脉角

胸导管

肋间淋巴结

乳糜池 肠干
右腰干 左腰干

腰淋巴结

髂总淋巴结

髂内淋巴结
骶淋巴结 髂外淋巴结

骶骨沟深淋巴结 腹股沟浅淋巴结

图 8-15 腰淋巴结

6. 下肢淋巴结群 主要有腹股沟淋巴结，根据位置深浅分为：

(1) 腹股沟浅淋巴结：分为上、下两组，上组沿腹股沟韧带平行排列，收纳腹前外侧壁下部、臀部、会阴和外生殖器的淋巴；下组沿大隐静脉纵行分布，收纳除足外侧缘和小腿后外侧部以外的浅淋巴管，腹股沟浅淋巴结的输出管注入腹股沟深淋巴结。

　　(2) 腹股沟深淋巴结:位于股静脉根部周围,收纳下肢深淋巴管和腹股沟浅淋巴结的输出管,其输出管注入髂外淋巴结。

　　全身淋巴流注简表见图 8-16。

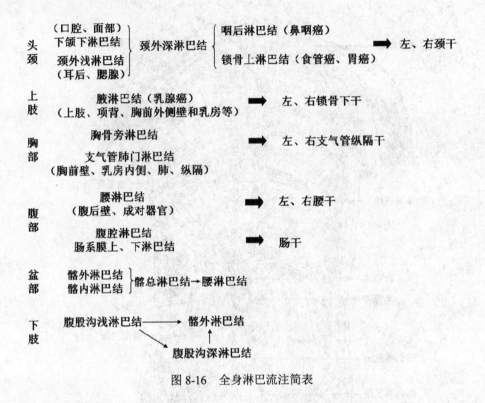

图 8-16　全身淋巴流注简表

二、淋巴器官

　　淋巴器官包括淋巴结、脾、胸腺和扁桃体等,主要由淋巴组成。

　　(一) 淋巴结

　　数目很多,大小不等,常常聚集成群,分布于身体屈侧隐蔽处,在血管周围或器官的门,每群收纳一定范围的淋巴。当人体某器官或部位发生炎症或癌肿时,细菌、癌细胞等可沿淋巴管到达相应的淋巴结群。淋巴结实质分为皮质和髓质(见图 8-17)。皮质位于淋巴结的周边,由淋巴小结、皮质淋巴窦和副皮质区构成;髓质由髓索和淋巴窦组成。其中淋巴小结及髓索以 B 淋巴细胞为主,而副皮质区以 T 淋巴细胞为主。淋巴窦是淋巴结内淋巴流动的间隙,内含淋巴细胞、巨噬细胞、网状细胞及网状纤维,淋巴流经时,如含有异物、病菌等,窦内的巨噬细胞即进行吞噬清除,起到滤过淋巴的作用。

(二) 脾

脾是人体最大的淋巴器官。位于腹腔的左季肋部，相当于第 9～11 肋的后方；脾为椭圆形器官，呈暗红色，质软而脆，受暴力打击易破裂。脾的脏面有脾门，是血管神经出入脾的部位。脾的前缘有 2～3 个脾切迹，是脾肿大时触诊的重要标志。脾具有滤血、免疫、造血和储血等功能。脾内的巨噬细胞能清除异物、衰老的红细胞和血小板。当脾功能亢进时，可因过多地破坏红细胞和血小板，而致贫血和易出血倾向。脾的免疫功能主要是脾内的淋巴细胞，约 40%为 B 淋巴细胞，35%为 T 淋巴细胞。分别具有体液免疫和细胞免疫的功能。

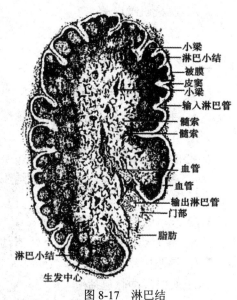

图 8-17　淋巴结

(三) 淋巴循环

淋巴由组织液产生，通过淋巴管道运动和淋巴结滤过，最后注入静脉的过程称为淋巴循环。其意义在于通过淋巴循环维持体液的平衡和血管内外胶体渗透压的平衡，运输脂肪可以保证人体脂肪的供给和能量储备。同时，还可净化血液和参与机体免疫。

自 我 检 测

一、单选题

1. 体循环起自(　　)。

  A. 左心房　　　　　B. 右心房　　　　　C. 左心室　　　　　D. 右心室

2. 肺循环(　　)。

  A. 起自右心房　　　B. 回流至左心房　　C. 起自左心房　　　D. 回流至右心室

3. 冠状窦注入(　　)。

  A. 右心室　　　　　B. 右心房　　　　　C. 左心房　　　　　D. 上腔静脉

4. 心室收缩时(　　)。

  A. 二尖瓣开放　　　　　　　　　　B. 三尖瓣开放

  C. 二尖瓣关闭　　　　　　　　　　D. 主动脉脉瓣关闭

5. 测量血压的听诊部位在(　　)。

A. 肱桡肌腱内侧   B. 肱二头肌腱内侧
C. 肱二头肌腱外侧   D. 肱桡肌腱外侧

二、多选题

1. 属于化学感受器的是( )。
   A. 主动脉小球   B. 主动脉球   C. 颈动脉小球   D. 颈动脉窦
   E. 主动脉窦
2. 心的传导系包括( )。
   A. 窦房结   B. 房室结   C. 颈上节   D. 结间束
   E. 房室结
3. 上颌动脉的分支包括( )。
   A. 眶上动脉   B. 下牙槽动脉   C. 眶下动脉   D. 上牙槽动脉
   E. 脑膜中动脉
4. 上肢的浅静脉包括( )。
   A. 头静脉   B. 肱静脉   C. 腋静脉   D. 肘正中静脉
   E. 贵要静脉
5. 成对的淋巴干有( )。
   A. 左、右颈干   B. 左、右肠干
   C. 左、右支气管纵隔干   D. 左、右锁骨下干
   E. 左右腰干

三、简答题

1. 简述肺循环的循环途径及特点。
2. 全身有哪些动脉在体表何部可触及搏动？
3. 简述分布于结肠的动脉及其来源。
4. 简述心脏泵血的过程。
5. 简述微循环的三条途径及其主要作用。

第九章　内分泌系统

第一节　概　　述

　　内分泌系统由内分泌腺和内分泌组织构成。内分泌腺又称内分泌器官，它们在结构上是独立的器官，位于人体的不同部位。人体主要的内分泌腺有：垂体、甲状腺、甲状旁腺、肾上腺、松果体、胸腺等(见图9-1)。内分泌组织指分散于其他组织器官中的内分泌细胞团块，如胰腺中的胰岛、卵巢中的黄体与卵泡、睾丸中的间质细胞以及下丘脑、肾、心、胃肠黏膜等处的内分泌细胞等。

　　内分泌腺有如下特点：

　　(1) 无导管，又称无管腺。

　　(2) 腺细胞呈索状、团块状或囊泡状排列。

　　(3) 内分泌腺的分泌物称激素，直接进入血液或淋巴，经血液循环运送到全身，作用于特定的组织器官。

　　(4) 腺组织含丰富的毛细血管和毛细淋巴管，受植物神经支配。

　　(5) 内分泌腺体积和重量都很小，但分泌物量少、作用强。

　　(6) 内分泌腺在结构和功能活动上有明显的年龄变化。

　　内分泌系统与神经系统关系密切。一方面，内分泌系统受神经系统的调节和控制，神经系统通过内分泌腺的作用间接地调节人体各器官的活动，这种调节称为神经体液调节；另一方面内分泌系统也可影

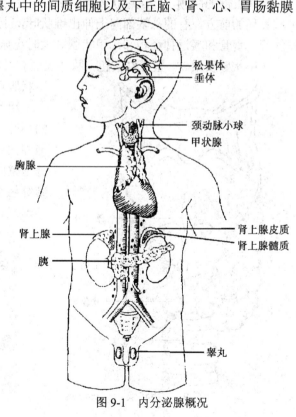

图9-1　内分泌腺概况

响神经系统的功能。

　　近年来，随着分子生物学、遗传工程、免疫化学等学科和技术的飞速发展，内分泌的研究有很大进展，发现体内有许多细胞和组织都具有内分泌功能，如胃、肠道黏膜内存在许多有内分泌功能的细胞，叫做胃肠内分泌细胞，还发现前列腺素不但由前列腺和精囊腺分泌，在脑、心、肺等器官也能分泌前列腺素。总之，内分泌的研究已从传统的内分泌腺进入其他系统，使内分泌系统领域不断扩大。

第二节　内分泌器官

一、甲状腺

　　甲状腺呈"H"形，由左、右侧叶和中间的峡部构成(见图 9-2)。甲状腺侧叶贴于喉下部和气管上部的两侧，上达甲状软骨中部，下达第 6 气管软骨环，峡部多位于第 2 至第 4 气管软骨环的前方。有的从峡部向上伸出锥状叶，上可达舌骨。甲状腺左右侧叶的内侧面与喉、气管、食管和喉返神经相邻，甲状腺肿大时可压迫上述结构产生相应症状。

　　甲状腺质柔软，呈深红黄色，腺体表面有纤维囊包裹，借结缔组织附于喉软骨上，因此，甲状腺可随吞咽运动上下移动。

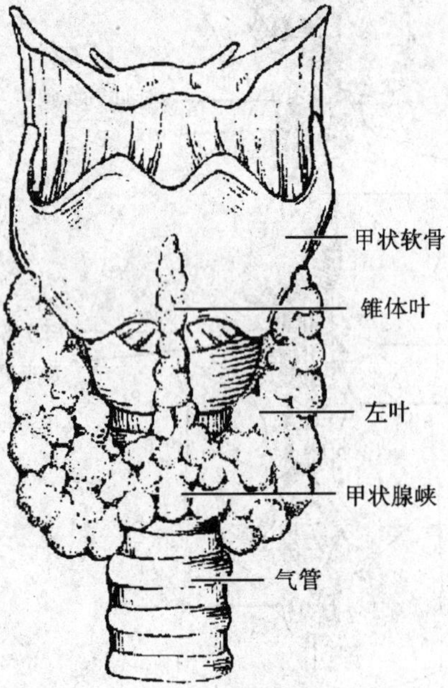

　　甲状腺被膜伸入实质将甲状腺分隔成大小不等的小叶。小叶内含有许多甲状腺滤泡(见图 9-3)，滤泡腔内充满胶状物质，其主要成分是甲状腺球蛋白，滤泡壁主要由滤泡上皮细胞构成。滤泡间有少量的结缔组织和丰富的毛细血管，滤泡壁和滤泡之间的结缔组织内还有少量的滤泡旁细胞。

甲状软骨

锥体叶

左叶

甲状腺峡

气管

图 9-2　甲状腺

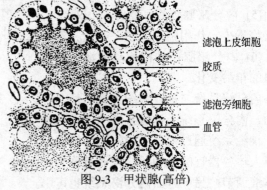

滤泡上皮细胞

胶质

滤泡旁细胞

血管

图 9-3　甲状腺(高倍)

1. 滤泡上皮细胞　一般由排列成单层的立方上皮细胞构成，细胞核呈圆形，位于细胞中央。滤泡上皮细胞膜上存在着碘泵，能将血液中的碘主动转运至细胞内，碘与甲状腺球蛋白在一系列酶的作用下，缩合成三碘甲状腺原氨酸(T_3)和四碘甲状腺原氨酸(T_4)，并以甲状腺球蛋白形式贮存于滤泡腔的胶质中。当甲状腺激素分泌时，在促甲状腺素的作用下，甲状腺球蛋白进入滤泡上皮细胞，在蛋白水解酶的作用下，将甲状腺球蛋白上的 T_3、T_4 水解出来，经滤泡上皮细胞基底部排出，释放入血(见图9-4)。

2. 滤泡旁细胞　又称 C 细胞，位于滤泡上皮之间及滤泡之间的结缔组织内，细胞稍大，呈卵圆形、多边形或棱形，细胞质内有嗜银颗粒。颗粒内含有降钙素(calcitonin)，能促进钙盐沉积，抑制 Ca^{2+} 的吸收，降低血钙。

甲状腺分泌甲状腺素，能调节机体的新陈代谢，促进骨骼和神经系统的发育。甲状腺分泌异常，会出现许多疾病，如甲状腺素分泌过多(甲亢)，可引起突眼性甲状腺肿，病人出现心跳快，神经过敏，食量大而消瘦及眼球突出等症状；分泌不足(甲减)，成人出现黏液性水肿，表现为皮肤变厚、毛发脱落和性机能减退等现象；在小儿则出现呆小症，表现身体矮小，智力低下。另外，碘对甲状腺分泌有调节作用。在某些地区，因土质或饮用水缺碘致甲状腺肿大，称地方性甲状腺肿。

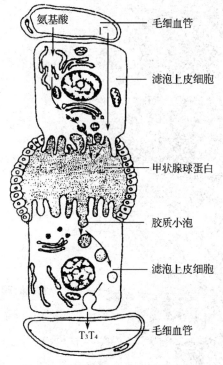

图 9-4　甲状腺素合成、分泌示意图

二、甲状旁腺

甲状旁腺为扁卵圆形小体，呈棕黄色，大小如黄豆，位于甲状腺两侧叶后面，有的埋于甲状腺实质内，上、下各一对。

甲状旁腺分泌甲状旁腺素，能调节体内钙磷代谢，维持血钙平衡。甲状腺手术时，需保留甲状旁腺。甲状旁腺素分泌不足时，可引起血钙浓度下降，出现手足抽搐，甚至死亡。如甲状旁腺功能亢进，引起骨质吸收，患者易发生骨折。

三、肾上腺

肾上腺是成对的，呈黄褐色，位于腹膜后方，肾的内上方，与肾共同包在肾筋膜和脂肪

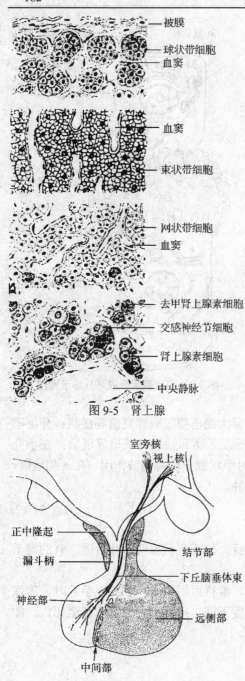

图 9-5　肾上腺

图 9-6　垂体

囊内。左肾呈半月形，右肾呈三角形。

肾上腺实质由周围的皮质和中央的髓质构成。

1. 皮质　占肾上腺体积的 80%～90%，位于肾上腺外周的部分，细胞由浅向深分三带(见图 9-5)。

(1) 球状带：位于皮质最外层，较薄，细胞呈低柱状或多边形，排列成环状或半环状，细胞团之间有窦状毛细血管和少量结缔组织。球状带细胞分泌盐皮质激素，如醛固酮等，有保钠排钾，调节机体水盐代谢作用。

(2) 束状带：位于皮质中层，细胞呈多边形，体积较大。束状带细胞排列成束状，由皮质向髓质方向呈放射状排列，细胞产生糖皮质激素(皮质醇和皮质酮)，如氢化可的松等，调节蛋白质和糖代谢，还有抗炎和降低机体的反应性等作用。

(3) 网状带：位于皮质最内层。细胞呈多边形，体积较小，排列成索状，交错成网状。网状带细胞主要分泌雄激素和少量的雌激素。

2. 髓质　位于肾上腺的中央部，主要由髓质细胞构成，髓质细胞体积较大，呈多边形，排列呈索状，细胞内含颗粒，经铬盐处理后，颗粒被染成棕色，故称嗜铬细胞。嗜铬细胞有两种：一种是肾上腺素细胞，颗粒中含肾上腺素；另一种是去甲肾上腺细胞，颗粒中含去甲肾上腺素。肾上腺素使心肌收缩力增强，加快心率；去甲肾上腺素对血管的收缩作用较强，对心肌的作用不如肾上腺素，二者的共同作用是增高血压。

四、垂体

垂体是椭圆形不成对器官，位于蝶骨体上方的垂体窝内，色灰红，上端借漏斗连于下丘脑(见图 9-6)，前上方与视交叉相邻。垂体由腺垂体和神经垂体两部分组成。腺垂体分远侧部、结节部和中间部；神经垂体分神经部和漏斗，漏斗又分为正中隆起和漏斗柄。远侧部和结节部合称垂体前叶，中间部和神经部合称垂体后叶。

垂体前叶分泌生长激素和促激素，生长激素促进骨和软骨的生长发育，促激素能促进其他内分泌腺的活动；垂体后叶不能合成激素，它只能贮存和释放由下丘脑的视上核和室旁核分泌产生的抗利尿激素(加压素)和催产素，当机体需要的时候，释放入血，使血压升高，尿量减少，并能使子宫收缩。

(一) 腺垂体

腺垂体由腺上皮构成，腺细胞排列成索状或团块状，其间有丰富的毛细血管。在 HE 染色标本中，分为嗜酸性细胞、嗜碱性细胞和嫌色细胞三种(见图 9-7)。

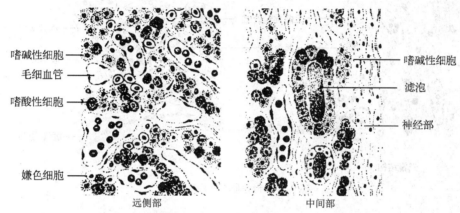

图 9-7 腺垂体远侧部及中间部

1. 嗜酸性细胞 数量多，体积大，细胞质内含有嗜酸性颗粒。嗜酸性细胞又分两种。

(1) 生长激素细胞：分泌生长激素，作用于全身，促进蛋白质合成，促进骨骼生长。该激素分泌过多，在幼年时期引起巨人症，成年人则发生肢端肥大症。儿童时期分泌不足，患侏儒症。

(2) 催乳素细胞：男、女性体内均存在，女性较多。催乳素细胞分泌催乳激素，能促进乳腺发育和乳汁的分泌。

2. 嗜碱性细胞 数量少，细胞呈圆形或多边形，胞质内含有嗜碱性颗粒。嗜碱性细胞又分三种。

(1) 促性腺激素细胞：该细胞分泌两种激素，即促卵泡激素(FSH)和黄体生成素(LH)。在男性，FSH 促进精子发生，LH 刺激睾丸间质细胞分泌雄激素。在女性，FSH 促进卵泡的生长发育、成熟，LH 促进排卵和黄体的生成。

(2) 促甲状腺激素细胞：分泌促甲状腺激素，促进甲状腺激素的合成和分泌。

(3) 促肾上腺皮质激素细胞：分泌促肾上腺皮质激素，促进肾上腺皮质束状带分泌糖皮质激素。

3. 嫌色细胞　数量最多，体积小，胞质着色浅，细胞之间界限不清，功能不清。

(二) 神经垂体

神经垂体由大量无髓神经纤维和神经胶质细胞(垂体细胞)构成，其间有丰富的毛细血管(见图 9-8)。无髓神经纤维是由下丘脑视上核、室旁核的轴突向下形成下丘脑垂体束，其分泌的激素沿神经纤维流向神经垂体，在沿途不同部位可聚集成团，HE 染色后可见均质的嗜酸性团块，称赫令体。神经垂体贮存两种激素。

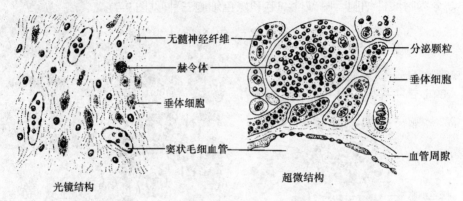

图 9-8　神经垂体结构模式图

1. 血管加压素　由视上核分泌，使小动脉和毛细血管收缩，升高血压，同时又促进肾远曲小管和集合管对水的重吸收，使尿量减少，又称为抗利尿激素(ADH)，如果这些神经元受损，ADH 分泌减少时，将出现尿崩症。

2. 催产素　由室旁核分泌，能引起妊娠子宫平滑肌收缩，并促进乳腺分泌。

自 我 检 测

一、单项选择题

1. 属于内分泌腺的器官是(　　)。

　　A. 前庭大腺　　　　　B. 垂体　　　　　　　C. 前列腺　　　　　　D. 胰腺

2. 内分泌腺的特点是(　　)。

　　A. 有导管　　　　　　B. 无导管　　　　　　C. 血管少　　　　　　D. 体积大

3. 属于内分泌组织的是(　　)。

A. 松果体 B. 睾丸 C. 甲状腺 D. 胰岛

4. 肾上腺( )。

A. 包在肾纤维囊内 B. 属于腹膜内位器官

C. 左侧呈半月形，右侧呈三角形 D. 可随下垂的肾下降

5. 甲状腺( )。

A. 由峡和两个锥状叶组成 B. 质地较硬

C. 峡位于第5~6气管软骨之间 D. 甲状腺假被膜由颈浅筋膜构成

二、多项选择题

1. 内分泌组织( )。

A. 散于其他组织内或细胞间 B. 肉眼无法辨认

C. 没有一定的形态结构 D. 也具有内分泌功能，可分泌激素

E. 包括胰岛

2. 内分泌腺包括( )。

A. 松果体 B. 胰岛 C. 前列腺 D. 垂体 E. 胸腺

3. 肾上腺( )。

A. 左右各一，位于腹膜之后，肾的内上方

B. 与肾共同包在纤维囊内

C. 与肾共同包在肾筋膜内

D. 左侧者呈三角形，右侧者呈半月形

E. 肾上腺实质可分为皮质和髓质两部分

4. 关于垂体的描述，下列正确的是( )。

A. 位于蝶骨体上面的垂体窝内 B. 前上方与视交叉相邻

C. 表面有被膜包 D. 可分为腺垂体和神经垂体两部分

E. 神经垂体由神经部、中间部和正中隆起组成

5. 下列不是内分泌腺有( )。

A. 睾丸间质 B. 胰岛 C. 卵泡及黄体 D. 垂体 E. 胸腺

三、简答题

1. 试述垂体的位置、分部及功能

2. 描述甲状腺的形态和被膜。

3. 描述肾上腺的位置及形态。

第十章 感 觉 器

感觉器是由感受器及其附属器构成。感受器是机体接受内、外环境各种刺激的结构。感受器接受刺激后，把刺激转变为神经冲动，该冲动经感觉神经传入中枢神经系统，到达大脑皮质，产生相应的感觉。因此，感受器是人类认识世界的物质基础。

感觉器种类繁多，有的感受器结构简单，如接受痛觉的感受器，仅为游离神经末梢。有的感觉器则为复杂，除神经末梢外，还有复杂的附属器，专门感受特定刺激的器官称为感觉器，如视器、前庭蜗器。

第一节 视 器

视器即眼，能感受光波的刺激，由眼球及眼副器两部分组成。

一、眼球

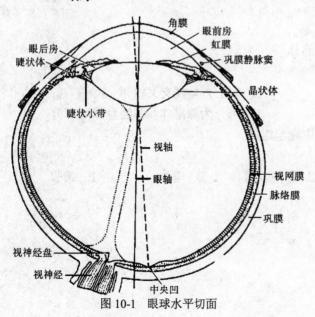

图 10-1 眼球水平切面

眼球位于眶的前部，是视器的主要部分，后端由视神经连于间脑。眼球由眼球壁和眼球内容物组成(见图 10-1)。

(一) 眼球壁

由外向内依次分为纤维膜、血管膜和视网膜三层。

1. 纤维膜 由坚韧的致密结缔组织构成，具有保护眼球内容物和维持眼球形状的作用。可分为角膜和巩膜两部分。

(1) 角膜：占纤维膜的前 1/6，无色透明，曲度较大，有折光作用。角膜无血管，富有感觉神经末梢，感觉敏锐。

(2) 巩膜：占眼球纤维膜的后 5/6，

为白色坚韧不透明的膜。巩膜前方与角膜相接处深面有一环形的巩膜静脉窦(见图 10-2)。巩膜后方有视神经穿出，并与视神经的鞘膜相延续。

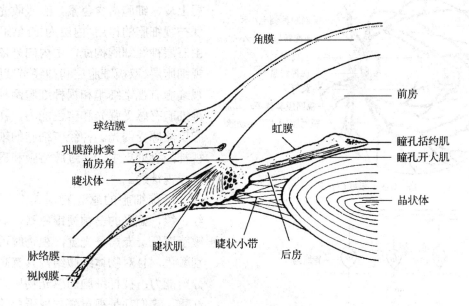

图 10-2 眼球水平切面局部放大

2. 血管膜　在眼球纤维膜内面，含有大量的血管和色素细胞，呈棕黑色。此膜从前向后分为虹膜、睫状体和脉络膜三部分。

(1) 虹膜　位于角膜后方，呈圆盘形，中央有一圆孔，称为瞳孔。在虹膜与角膜交界处，构成虹膜角膜角。虹膜内有两种排列方向不同的平滑肌，一种以瞳孔为中心向四周呈放射状排列的称瞳孔开大肌，另一种环绕瞳孔周围呈环形排列的称为瞳孔括约肌，它们分别可使瞳孔开大和缩小。

(2) 睫状体：位于虹膜的外后方，是眼球血管膜的增厚部分。睫状体前部有许多突起称为睫状突。突上有睫状小带与晶状体相连。睫状体内有平滑肌，称睫状肌。该肌收缩与舒张，牵动睫状小带，以调节晶状体的曲度。

(3) 脉络膜：续于睫状体后部，占眼球血管膜的后 2/3。此膜富有色素细胞和血管，有营养眼球内的组织和吸收眼内散射光线的作用。

3. 视网膜　位于眼球血管膜的内面，其中贴在脉络膜内面的有感光作用，称视网膜视部；贴在虹膜和睫状体内面的无感光作用，称视网膜盲部。在视网膜后部中央稍偏鼻侧处，有一白色盘状结构，称视神经盘，此处无感光作用，故称盲点。在视神经盘的颞侧约 3.5mm 处，有一黄色区域，称黄斑。黄斑中央凹陷，称中央凹，是感光最敏锐的地方(见图 10-3)。

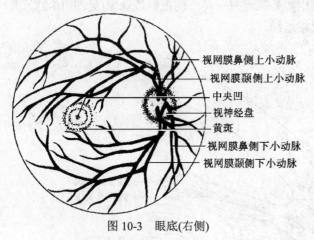

图 10-3　眼底(右侧)

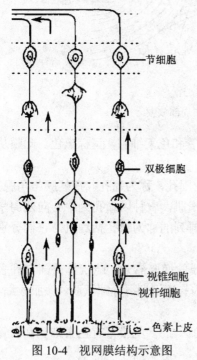

图 10-4　视网膜结构示意图

视网膜分内、外二层，外层为色素上皮层(见图 10-4)，紧贴脉络膜，为单层上皮，细胞内含色素，有吸收光线和保护视细胞的作用。内层为神经细胞层，由三层神经细胞构成，由内向外依次为视细胞层、双极细胞层和神经节细胞层。视细胞有视锥细胞和视杆细胞两种。视锥细胞有感受强光和辨色能力，视杆细胞仅能感受弱光。神经节细胞的轴突向视神经盘处集中，穿过脉络膜和巩膜后构成视神经。

视锥细胞的感光物质是分别感受红、绿、蓝光的三种视锥色素，对光的敏感度低，专司昼光觉，视物时可以辨别颜色，且对物体细微结构具有高度的分辨能力；视杆细胞的感光物质是视紫红质，它们都是视黄醛与视蛋白的结合物，对光的敏感度高，专司暗光觉，但对物体细微结构的分辨能力差，视物无色觉而只能区分明暗。视紫红质在光照下分解，在暗光下又可重新合成。在视紫红质分解与合成过程中，有一部分视黄醛被消耗，需要补充维生素 A 来维持视紫红质的合成。当维生素 A 缺乏时，视紫红质合成数量不足，将影响人在暗光下的视敏度，引起夜盲症。

(二) 眼球内容物

包括房水、晶状体、玻璃体。透明，无血管，具有屈光作用，与角膜共同组成眼的屈光系统。

1. 房水　充满于眼房内的无色透明液体，由睫状体产生，除有屈光作用外，还具有营养角膜、晶状体以及维持眼内压的作用。

眼房是角膜与晶状体之间的空隙，被虹膜分隔为眼球前房和眼球后房。房水由睫状体产生后，从眼球后房经瞳孔到眼球前房，再经虹膜角膜角渗入巩膜静脉窦，最后汇入眼静脉(见图 10-2)。若房水循环障碍，则引起眼内压增高，临床上称为青光眼。

2. 晶状体 晶状体位于虹膜和玻璃体之间，呈双凸透镜状，无色透明，富有弹性，无血管和神经。晶状体是眼球屈光系统中主要的调节结构。当视近物时，睫状肌收缩，睫状小带松弛，晶状体依其本身弹性变凸，屈光能力增强。视远物时，睫状肌舒张，睫状小带拉紧，晶状体变扁，折光力减弱(见图 10-2)。随年龄增长晶状体逐渐硬化而失去弹性，调节功能下降，而成为老花眼。若晶状体混浊，影响视力，临床上称为白内障。

3. 玻璃体 玻璃体为无色透明且具有屈光作用的胶状物质，充满于晶状体与视网膜之间，具有屈光和支撑视网膜的作用。

(三) 眼的折光成像及眼的调节

1. 眼的折光成像 眼的成像与物理学上凸透镜成像原理相似。来自 6m 或 6m 以外的物体的光线近似平行光线，经过正常眼的折光系统的折射，无需调节可正好聚焦在视网膜上，形成一个清晰的倒立实像。但是过远的物体发出的光线，可因其太弱，或在视网膜上成像太小，因而不能被感觉。而近处物体发出的光线不是平行光，而是辐散的光线，它们经过折光系统折射后将成像于视网膜之后，必须经过人眼的调节作用才能成像于视网膜上。

2. 眼的调节 眼的调节包括晶状体凸度的改变，瞳孔的变化以及双眼球的会聚。

(1) 晶状体的调节：晶状体的调节是一种反射性调节。当看近物时，睫状肌收缩，连接晶状体的睫状小带松弛，晶状体由于弹性回缩而变凸，屈光力增强。因此，近物的光线经折射后仍聚焦于视网膜上，形成清晰的物像。老年人因晶状体弹性降低，故视近物不清，称为老花眼。

(2) 瞳孔的调节：瞳孔的调节有两方面，一方面是瞳孔的近反射，即瞳孔在看远物时散大，看近物时缩小。另一方面是瞳孔的对光反射，即强光时瞳孔缩小，暗光时瞳孔散大。

(3) 眼球会聚：当两眼凝视一个移近的物体时，所出现的两眼的视轴向鼻侧聚拢的现象称为眼球会聚，这种现象称为眼球会聚，又称辐辏反射。其意义在于看近物时可使物像落于两眼视网膜的相称点上，在视觉印象上产生单一的物像，避免复视。

3. 眼的折光异常 若眼的折光能力异常或眼球形态改变，不能使光线聚集视网膜时，称为眼的折光异常，又称屈光不正。常见的有近视、远视和散光。

(1) 近视眼：多数是由于眼球的前后径过长，也可因角膜或晶状体曲率过大，致使远处物体的平行光线人眼后，聚焦成像于视网膜之前，以致视物模糊，称为近视眼。纠正的方法是佩戴适当的凹透镜。

(2) 远视跟：由于眼球的前后径过短，以致远处物体的平行光线聚焦于视网膜之后，故看不清物像，称为远视眼。纠正的方法是配戴一定焦度的凸透镜。老年人由于晶状体弹性减退，调节力溺，能看远物而看近物不清，称老花眼，纠正的方法是看近物时佩戴凸透镜，看远物时把镜摘掉。

(3) 散光眼：由于角膜的球面曲率不均匀以致视物模糊，纠正的方法是佩戴圆柱透镜。

4. 视力与视野

(1) 视力：即视敏度，指眼对物体形态的精细辨别能力。通常以分辨两点之间的最小距离来检查视力。

(2) 视野：单眼正视前方一点固定不动，此时该眼所能看到的空间范围，称为视野。各种颜色的视野范围不一致，白色视野最大，依次为黄色视野、蓝色视野、红色视野，绿色视野最小。检查视野可以帮助诊断视网膜和视觉传导路疾病。

二、眼副器

眼副器包括眼睑、结膜、泪器和眼球外肌等，具有保护、运动和支持眼球的作用。

1. 眼睑　眼睑俗称眼皮，位于眼球的前方，保护眼球(见图10-5)。眼睑可分上睑和下睑，上、下睑之间的裂隙称为睑裂。睑裂的内侧角叫内眦，外侧角叫外眦。睑的游离缘称睑缘，生有睫毛，睫毛的根部有睫毛腺，此腺的炎症临床上称为睑腺炎。

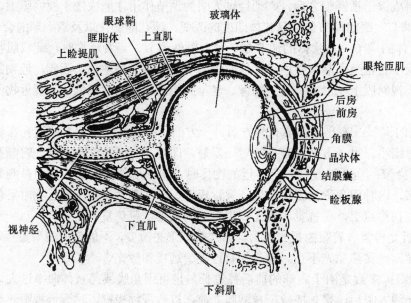

图 10-5　眼眶结构(矢状切面)

眼睑自外向内由皮肤、皮下组织、肌层、睑板和结膜构成。眼睑的皮肤细薄，皮下组织疏松。肌层主要为眼轮匝肌和提上睑肌。睑板由致密结缔组织构成，呈半月形，分上睑板和下睑板。睑板内有许多睑缘呈垂直排列的睑板腺，开口于睑缘。睑板腺分泌物有润滑睑缘作用。当睑板腺阻塞时，可形成睑板腺囊肿，亦称霰粒肿。

2. 结膜 结膜是一层薄而透明的黏膜，富有血管(见图10-5)。按其所在部位可分为三部分，贴附于上、下睑内面的叫睑结膜；覆于巩膜前部表面的称球结膜；介于球结膜与睑结膜之间的移行部分，分别形成结膜上穹和结膜下穹。闭眼时全部结膜形成一个囊状腔隙，称结膜囊，通过睑裂与外界相通。

3. 泪器 泪器包括泪腺和泪道(见图10-6)。泪道包括泪小管、泪囊和鼻泪管。

(1) 泪腺：位于眼眶内眼球的外上方泪腺窝内，其排泄小管开口于结膜上穹外侧部。泪腺分泌的泪液具有冲洗结膜、湿润角膜和抑制细菌生长等作用。

(2) 泪道：包括泪点、泪小管、泪囊和鼻泪管。上、下睑缘的内侧各有一个乳头状隆起，中央有一小孔，叫泪点。泪小管为连接泪点与泪囊的小管，分为上泪小管和下泪小管，共同开口于泪囊。泪囊为一膜性囊，位于泪囊窝内，上端为盲端，

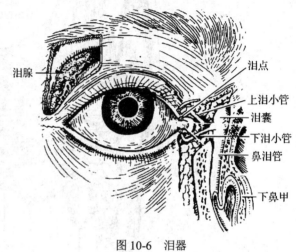

图10-6 泪器

下端移行为鼻泪管。鼻泪管为连接泪囊下端的膜性管道，位于骨性鼻泪管内，下端为开口于下鼻道。

4. 眼球外肌 眼球外肌是配布在眼球周围的骨骼肌，包括6块运动眼球的肌和一块运动眼睑的肌。运动眼球的肌有上直肌、下直肌、内直肌、外直肌、上斜肌和下斜肌。眼球的正常运动，是各肌的协同作用。使上睑上提的肌叫提上睑肌。

第二节 前 庭 蜗 器

前庭蜗器又称耳，分外耳、中耳和内耳三部分(见图 10-7)。外耳和中耳是收集和传导声波的结构，内耳有听觉和位置觉感受器。

一、外耳

外耳包括耳廓、外耳道和鼓膜三部分。

(一) 耳廓

耳廓主要由弹性软骨作支架，外覆皮肤而成(图 10-7)。前外面凹凸不平，外耳门位于此

面，后内面凸隆。耳郭皮下组织很少，但血管、神经丰富。耳郭下方小部分无软骨，含有结缔组织和脂肪，称耳垂，为临床常用的采血部位。

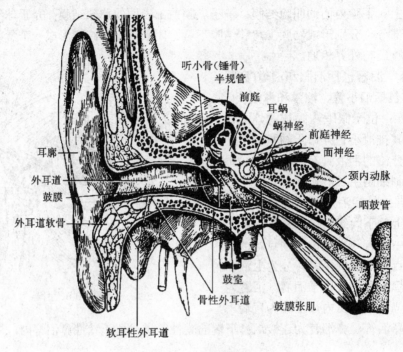

图 10-7　前庭蜗器

（二）外耳道

外耳道为外耳门至鼓膜之间的弯曲管道，长约 2.5cm，外侧 1/3 为软骨部，内侧 2/3 为骨部，两部交界处较狭窄(见图 10-7)。外耳道的皮肤较薄，富有毛囊、皮脂腺及耵聍腺，与软骨膜及骨膜紧密结合，故炎症时疼痛剧烈。

（三）鼓膜

鼓膜位于外耳道与鼓室之间，为椭圆形半透明的薄膜，呈倾斜位，向前外与外耳道底成 45°角(见图 10-8)。鼓膜中心向内凹陷，为锤骨柄末端附着处，称鼓膜脐。鼓膜上方小部分薄而松弛，称松弛部，其余大部分为紧张部。在鼓膜中心的前下方有三角形的反光区，称反射光锥。

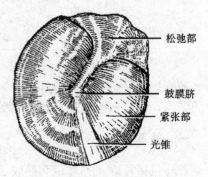

图 10-8　鼓膜

二、中耳

中耳包括鼓室、咽鼓管、乳突窦及乳突小房。

(一) 鼓室

鼓室位于鼓膜与内耳之间，为颞骨岩部内不规则的含气小腔，形态不规则，外侧借鼓膜与外耳道为界，向前内下方经咽鼓管通咽腔，向后外上方与乳突小房相通(见图 10-9)。鼓室内的三块听小骨由外向内依次为锤骨、砧骨、镫骨，三骨借关节连成听骨链。锤骨柄紧贴于鼓膜内面，镫骨底封闭前庭窗。当声波振动鼓膜时，三块听小骨连串运动，使镫骨的底部在前庭窗上摆动，将声波的振动传入内耳。

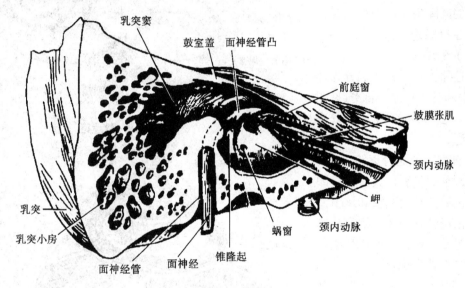

图 10-9 鼓室壁

(二) 咽鼓管

咽鼓管是咽腔通鼓室的管道，空气沿咽鼓管进入鼓室，起到维持鼓室与外耳道压力平衡的作用，利于鼓膜正常振动。幼儿的咽鼓管较成人短而平，腔径相对较大，故咽部感染易沿此管侵入鼓室，引起中耳炎。

(三) 乳突窦及乳突小房

乳突窦为鼓室后方的较大腔隙，向前开口于鼓室，向后与乳突小房相通；乳突小房是颞骨乳突内的许多含气小腔，大小、形态不一，互相连通，向前经鼓室通乳突窦(见图 10-9)。

中耳的各部均衬以黏膜且互相连续，并经咽鼓管与咽腔黏膜相连续。因此，上述各部的感染可互相蔓延。

三、内耳

内耳位于颞骨岩部骨质内，在鼓室与内耳道底之间。内耳由构造复杂的管腔组成，故称迷路，是前庭蜗器的主要部分，内有位、听觉感受器。分为骨迷路和膜迷路两部分。骨迷路是颞骨岩部内的骨性隧道，膜迷路是套在骨迷路内的膜性囊管。膜迷路内含有内淋巴，膜迷路与骨迷路之间的间隙内充满外淋巴。内、外淋巴互不相通。

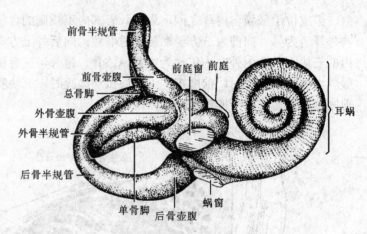

图 10-10　骨迷路

（一）骨迷路

骨迷路由骨质构成，分为耳蜗、前庭和骨半规管三部分(见图10-10)。三者形状各异，但依次彼此相通。

1. 前庭　位居骨迷路中部，略成椭圆形的空腔，其外侧壁即鼓室内侧壁，有前庭窗和蜗窗，前庭窗由镫骨底封闭，蜗窗被第二鼓膜封闭。前庭向前通耳蜗，向后通三个骨半规管。

2. 骨半规管　呈"C"形，共有三个，相互垂直排列，按其位置分为前骨半规管、外骨半规管和后骨半规管。每个半规管均有两脚，其中有一脚膨大为骨壶腹，两脚都开口于前庭。

3. 耳蜗　在前庭的前内方，形似蜗牛壳，由一骨性蜗螺旋管环绕蜗轴旋转两圈半构成(图10-11)。自蜗轴发出骨螺旋板突

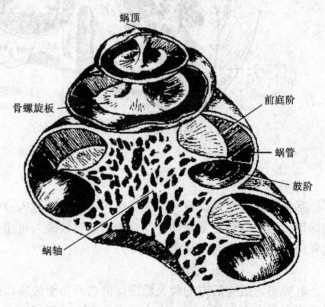

图 10-11　耳蜗(纵切面)

入蜗螺旋管内，此板约达蜗螺旋管腔的一半，其缺损处由膜迷路(蜗管)填补封闭，因此将蜗

螺旋管分为上部的前庭阶和下部的鼓阶。前庭阶和鼓阶在蜗顶相通。前庭阶通前庭窗,鼓阶通向蜗窗。

(二) 膜迷路

膜迷路是套在骨迷路内的膜性管和囊。可分为椭圆囊、球囊、膜半规管和蜗管。

1. 椭圆囊和球囊 两者均位于前庭内,椭圆囊连通三个膜半规管,球囊与蜗管相通。两囊之间有椭圆球囊管相连。两囊腔壁上分别有椭圆囊斑和球囊斑,是位觉感受器,能感受头部静止时位置觉和直线加速或减速运动的刺激。

2. 膜半规管 在骨半规管内,形状和骨半规管相似,其中有一脚也膨大,称膜壶腹。膜壶腹壁上有壶腹嵴,也是位觉感受器,能感受头部旋转变速运动的刺激。椭圆囊斑、球囊斑和三个壶腹嵴合称为前庭器。

3. 蜗管 在耳蜗内,横切面呈三角形,位于前庭阶和鼓阶之间,其下壁(基底膜)上有螺旋器,是听觉感受器,由支持细胞、毛细胞和盖膜组成(见图 10-12)。

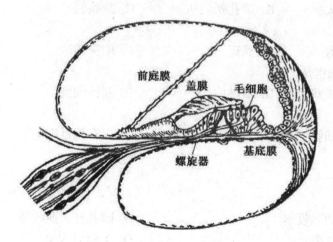

图 10-12 螺旋器示意图

4. 耳蜗的感音与换能功能 当声波振动通过听骨链到达卵圆窗膜时,压力变化立即传给耳蜗内液体和膜性结构,引起基底膜及附着在它上面的螺旋感受器的振动,振动使毛细胞顶端与盖膜之间发生切相运动,从而触发蜗神经产生神经冲动。该神经冲动沿着蜗神经传入听觉中枢,经分析处理后引起主观上的听觉。

四、声波传入内耳的途径

声波必须传入内耳,振动内耳的淋巴液,刺激听觉感受器,才能引起听觉。声波传入内耳的途径有两种:一是气传导,即声波、外耳道、鼓膜振动、听骨链传导、前庭窗、前庭阶、耳蜗；二是由骨传导，即声波、颅骨振动、耳蜗内的淋巴振动、刺激螺旋器产生听觉。正常情况下，骨传导起到的传音作用极小，气传导是正常听觉的主要传导途径。气传导和骨传导都是听觉检查的基本项。

自 我 检 测

一、单选题

1. 无血管但有丰富感觉神经末梢者为(　　)。
　　A. 角膜　　　　　　　B. 巩膜　　　　　　　C. 虹膜　　　　　　　D. 脉络膜
2. 调节晶状体屈度的肌为(　　)。
　　A. 瞳孔开大肌　　　　B. 瞳孔括约肌　　　　C. 睫状肌　　　　　　D. 上直肌
3. 生理盲点(　　)。
　　A. 视神经盘　　　　　B. 黄斑　　　　　　　C. 中央凹　　　　　　D. 黄斑和中央凹
4. 可辨色的细胞是(　　)。
　　A. 色素上皮细胞　　　B. 节细胞　　　　　　C. 视锥细胞　　　　　D. 视杆细胞
5. 黄斑(　　)。
　　A. 仅有视细胞　　　　B. 仅有视杆细胞　　　C. 仅有视锥细胞　　　D. 仅有双极细胞

二、多选题

1. 看近物时(　　)。
　　A. 瞳孔括约肌收缩　　　　　　　　　　　B. 瞳孔开大肌收缩
　　C. 睫状肌收缩　　　　　　　　　　　　　D. 上斜肌收缩
　　E. 下斜肌收缩
2. 眼球的血管膜包括(　　)。
　　A. 虹膜　　　　　　　B. 角膜　　　　　　　C. 睫状体　　　　　　D. 巩膜
　　E. 脉络膜
3. 起于总睫环的眼球外肌是(　　)。
　　A. 上直肌　　　　　　B. 下直肌　　　　　　C. 内直肌　　　　　　D. 外直肌
　　E. 上斜肌
4. 位觉感受器是指(　　)。
　　A. 螺旋器　　　　　　B. 椭圆囊斑　　　　　C. 球囊斑　　　　　　D. 膜壶腹

E. 壶腹肌

5. 空气传导的声波需经过(　　)。

A. 鼓膜　　　　　　B. 听骨链　　　　　C. 外淋巴　　　　　D. 内淋巴

E. 颅骨

三、简答题

1. 眼球的折光装置有哪些？有何共性？
2. 简述房水的产生和循环。
3. 简述鼓室的六壁。
4. 简述在视近物和远物时晶状体的调节。

第十一章　神经系统

神经系统具有调节和控制人体不同细胞、组织器官和系统间活动的作用，并使人体成为一个完整的有机体。神经系统通过调整机体功能活动，以适应不断变化的外部环境。在神经系统作用下，人体不仅能适应外界环境的变化，而且能认识客观世界、改造客观世界。

神经系统按位置和功能不同，分为中枢神经系统和周围神经系统。中枢神经系统包括脑和脊髓(见图 11-1)。中枢神经系统具有控制和调节整个机体活动的功能。周围神经系统包括脑神经和脊神经。脑神经共 12 对，与脑相连；脊神经 31 对，与脊髓相连，主要分布于躯干和四肢。根据周围神经系统分布和对象不同，分为躯体神经和内脏神经。躯体神经主要分布于体表和运动系统，管理皮肤的感觉和运动系统的感觉、运动。内脏神经系统又称自主神经系统，主要分布于内脏、心血管、平滑肌和腺体，管理它们的感觉和运动。

神经系统常用术语包括：

(1) 灰质　位于中枢神经系统内，是神经元的胞体和树突集中的地方。位于大脑和小脑表面的灰质，称为皮质。

(2) 白质　位于中枢神经系统内，是神经元的轴突集中的地方。位于大脑和小脑深部的白质，称为髓质。

(3) 神经核　除皮质以外，位于中枢神经系统内，是形态和功能相同的神经元胞体聚集成团或柱，称神经核。

(4) 神经节　位于周围神经系统内，功能相同的神经元胞体聚集形成的膨大，称神经节。

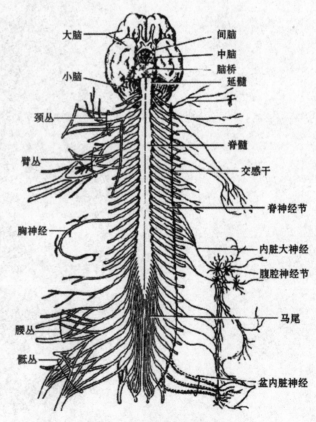

图 11-1　神经系统的构成

(5) 纤维束 位于中枢神经系统内,是起止、行程和功能基本相同的神经纤维集聚成的束,称纤维束。

(6) 神经 位于周围神经系统内,由神经纤维集合成粗细不等的集束,再由不同数目的集束再集合成神经。

第一节 脊髓和脊神经

一、脊髓

(一) 脊髓的位置和外形

1. 脊髓的位置 脊髓位于椎管内。上端在枕骨大孔处与延髓相连,下端成年人一般平第1腰椎体下缘,新生儿可达第3腰椎下缘平面。

2. 脊髓的外形 脊髓呈前、后稍扁的圆柱形,末端变细,称脊髓圆锥。脊髓圆锥末端向下延续为一条无神经组织的细丝,称终丝。终丝下端附着于尾骨背面,具有固定脊髓的作用。终丝两侧的神经根丝,称马尾(见图11-2)。

脊髓粗细不等,有两个梭形的膨大,表面可有六条纵行浅沟。两个膨大为颈膨大和腰骶膨大。六条纵沟为前正中裂、后正中沟,左右成对的前外侧沟和后外侧沟。在前、后外侧沟内有脊神经的前根、后根的根丝附着。前外侧沟内的神经根丝构成31对前根,后外侧沟内的神经根丝构成31对后根。在后根上有一膨大的脊神经节。由前、后根汇合成1条脊神经,经椎间孔出椎管。

每对脊神经前、后根相连的1段脊髓,称1个脊髓节段。脊神经共31对,因此有31个脊髓节段,即8个颈髓节段、12个胸

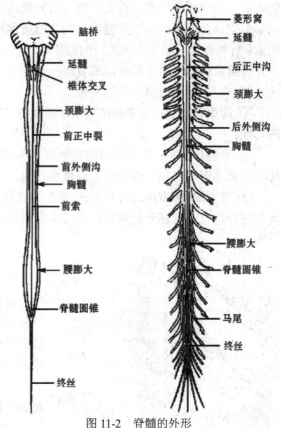

图 11-2 脊髓的外形

髓节段、5 个腰髓节段、5 个骶髓节段和 1 个尾髓节段。

（二）脊髓的内部结构

脊髓主要有灰质和白质两部分组成，其中灰质位于内部，白质位于外部，正中央管腔称中央管，纵贯脊髓全长，内含脑脊液，向上通第四脑室，向下于脊髓圆锥处扩大为终室。

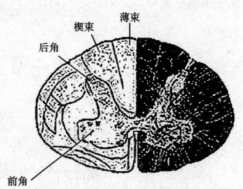

图 11-3　脊髓的横断面

1. 灰质　在横切面上呈"H"形，每侧灰质前部的扩大，称前角；后端窄细，称后角；前后角之间的区域，称中间带。在部分脊髓节段，前、后角之间还有侧角。前角、后角和侧角上下连续成柱状，故又分别称前柱、后柱和侧柱(见图11-3)。

2. 白质　位于灰质的周围部，每侧白质借脊髓表面纵沟分成 3 个索。前正中裂与前外侧沟之间称前索；前外侧沟与后外侧沟之间的白质称外侧索；后外侧沟与后正中沟之间的白质称后索。脊髓各索白质主要有许多联系脊髓与脑的上、下行纤维束构成。主要的纤维束有：

(1) 上行纤维束(感觉传导束)：

① 薄束和楔束：薄束和楔束位于后索内，具有传导同侧躯干、四肢的本体觉和精细触觉的功能。

② 脊髓丘脑束：位于脊髓的外侧索和前索内，包括脊髓丘脑侧束和脊髓丘脑前束。具有传导对侧半躯干和四肢的痛觉和温度觉功能。

(2) 下行纤维束(运动传导束)：主要为皮质脊髓束，包括皮质脊髓侧束和皮质脊髓前束。该两束分别位于脊髓外侧索后部及前索内侧部。皮质脊髓束具有传导躯干和四肢的随意运动功能。

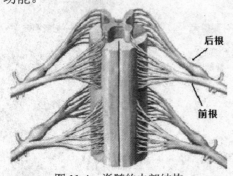

图 11-4　脊髓的内部结构

二、脊神经

脊神经共 31 对，即颈神经 8 对，胸神经 12 对，腰神经 5 对，骶神经 5 对和尾神经 1 对。每对脊神经借前根和后根连于脊髓。前根是运动性的，后根是感觉性的(见图 11-4)。

脊神经具有前、后根纤维，即含有运动纤维和感觉纤维，故脊神经是混合性神经。脊神经出椎间孔发出若干分支，主要有：

（一）后支

后支均较前支细、短，经相应横突之间或骶后孔等后行，呈节段性地分布于枕、项、背、腰、骶臀部的皮肤及脊柱两侧深部肌。

（二）前支

前支较后支粗大，分布于躯干前外侧和四肢的肌肉和皮肤等。前支中，除第2～11胸神经前支单独构成肋间神经外，其余都分别交织成神经丛。主要的神经丛有颈丛、臂丛、腰丛和骶丛。

第二节　脑和脑神经

一、脑

脑位于颅腔内，可分为端脑(大脑)、间脑、中脑、脑桥、延髓和小脑6个部分。通常将中脑、脑桥和延髓合称为脑干。12对脑神经中，第Ⅰ对脑神经与端脑相连，第Ⅱ对脑神经与间脑相连，第Ⅲ、Ⅳ对脑神经与中脑相连，第Ⅴ、Ⅵ、Ⅶ、Ⅷ对脑神经与脑桥相连，第Ⅸ、Ⅹ、Ⅺ、Ⅻ对脑神经与延髓相连。

（一）脑干

脑干位于脊髓和间脑之间，自上向下依次为中脑、脑桥和延髓(见图 11-5)。脑桥和延髓的背侧有小脑。脑桥、延髓与小脑之间的室腔称第四脑室。第四脑室向上通中脑水管，向下与脊髓中央管相通。

1. 脑干的外形

（1）延髓：形似倒置的锥体。延髓与脑桥之间腹侧面有一横沟，称延髓脑桥沟，为两者之间的分界线。延髓腹侧面前正中裂两旁有一对纵行隆起，称锥体，其内有皮质脊髓束通过。皮质脊髓束的大部分纤维在锥体的下部左右交叉，构成锥体交叉。在锥体背外侧有卵圆形隆起，称橄榄，橄榄与锥体之间的前外侧沟内有舌下神经出脑。在橄榄的背侧，自上而下依次排列有舌咽神经、迷走神经和副神经。

（2）脑桥：腹侧面膨隆宽阔，下借延髓脑桥沟与延髓为界。沟内从内侧向外侧，有展神经、面神经和前庭蜗神经根。腹侧面中线上，有一纵行的浅沟，称基底沟，沟内容纳基底动脉。脑桥向后外逐渐变窄，移行为小脑中脚。在脑桥腹侧面与小脑中脚交界处，有粗大的三叉神经根。

脑桥背侧面有第四脑室底上部。第四脑室底呈菱形的凹陷，又称菱形窝。

（3）中脑：腹侧面有一对纵行的粗大纤维束，称大脑脚，左、右大脑脚之间的窝，称脚

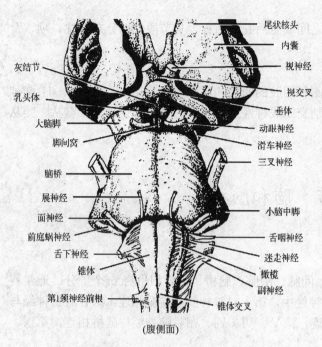

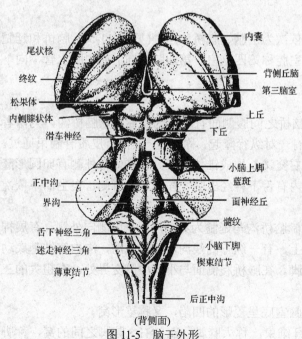

（背侧面）

图11-5　脑干外形

间窝。脚间窝内发出一对动眼神经根。

2. 脑干的内部结构　脑干内部的结构有灰质、白质和网状结构。脊髓内的灰质呈连续纵柱状，而脑干内的灰质呈分散的、大小不等的团块或短柱状。这些团块或短柱状的灰质，即为神经核。脑干内神经核分为两大类：一类是脑神经核，另一类是非脑神经核。脑干内的白质为脑干纤维束，大部分是脊髓纤维束的延续，但走行的位置与脊髓不尽相同。脑干内的另一部分白质是脑干与端脑、间脑和小脑之间的纤维束。脑网状结构是脑干的神经纤维和神经细胞体等相互交织区域。

3. 脑干的功能

(1) 传导功能：走行于脑干内的下行纤维束有锥体束等，上行纤维束有内侧丘系、脊髓丘脑束和三叉丘系等，这些纤维束有传导神经冲动的功能。

(2) 反射功能：脑干反射功能较脊髓反射功能复杂。延髓网状结构内有重要反射中枢，如血管活动中枢、呼吸中枢等，除这些反射之外，与临床有关的脑干反射有角膜反射和瞳孔对光反射等。这些中枢反射性地调节机体的正常生命活动。

(二) 小脑

1. 小脑的位置和外形　小脑位于颅后窝内，脑桥和延髓后方，大脑半球枕叶的下方。小脑中间较狭窄的部位，称小脑蚓；两侧膨大的部分，称小脑半球。小脑半球下面靠近枕骨大孔的部分较突出，称小脑扁桃体，当颅内压升高时，小脑扁桃体可进入枕骨大孔，形成小脑扁桃体疝(见图 11-6)。小脑通过小脑上脚、小脑中脚和小脑下脚与脑干相连，其中小脑上脚与脑干的中脑联系，小脑中脚与脑干的脑桥相联系，小脑下脚与脑干的延髓相联系。

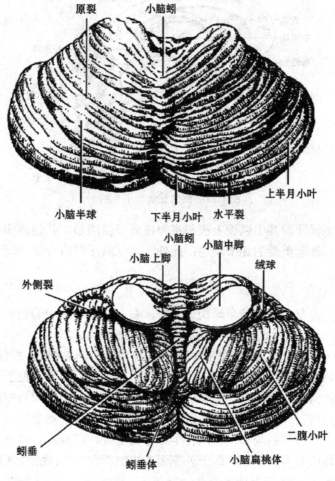

图 11-6　小脑外形及分叶

　　2. 小脑的构造　小脑表面有一层灰质，称小脑皮质。小脑皮质深面的白质，称小脑髓质。小脑髓质内埋有 4 对灰质团块，其中最大者为齿状核。

　　3. 小脑的功能　小脑的主要功能是维持躯体平衡、调节肌紧张和协调随意运动。小脑与大脑皮层有双向纤维联系，即小脑接受大脑皮层下行的纤维，也发出纤维到大脑皮层。

（三）间脑

间脑位于中脑和端脑之间，大部分被大脑覆盖。间脑外侧与大脑半球愈合，间脑中间有一矢状裂隙，称第三脑室。第三脑室前上方有一对室间孔，通左、右侧脑室；后下方经中脑水管通第四脑室。间脑主要包括背侧丘脑和丘脑(见图11-7)。

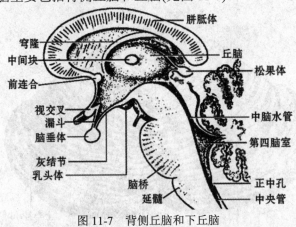

图11-7　背侧丘脑和下丘脑

下丘脑内有许多核团，其中以视上核和室旁核界限较清楚，其他核团界限常不太明显。

下丘脑对内脏活动起重要的调节作用；此外，下丘脑还对内分泌活动和体温调节等有重要调节功能。

（四）端脑

端脑又称大脑，由左、右大脑半球构成。左、右大脑半球之间的裂隙，称为大脑纵裂。大脑纵裂底部是胼胝体，是由连接两大脑半球的横行纤维构成。

1. 端脑的外形和分叶　大脑半球凹凸不平，布满浅深不同的脑沟。相邻脑沟之间隆起部，称脑回。如位于半球上外侧面的中央沟，位于半球上外侧面外侧沟，位于半球内侧面后部的顶枕沟。在中央沟的前方和后方分别有中央前沟和中央后沟。中央沟与中央前、后沟之间形成中央前回和中央后回。外侧沟下方还有颞上沟和颞下沟，两沟将颞叶分为颞上回、颞中回和颞下回等。由中央沟、外侧沟和顶枕沟将半球分为五叶，即额叶、顶叶、枕叶、颞叶、岛叶。每侧大脑半球均可分为三个面，即上外侧面、内侧面和下面(底面)(见图11-8、图11-9)。

2. 端脑的内部结构　大脑半球表面有一层灰质，称大脑皮质。大脑半球深面的白质，又称大脑髓质。白质内的灰质团块，称基底核。左、右大脑半球内的空腔为左、右侧脑室。

(1) 大脑皮质：

① 大脑皮质的结构：人类大脑皮质的面积约为2200cm^2，有1/3露在表面，2/3位于大脑沟裂的底和侧壁上。大脑皮质由许多大小不等的神经元、神经纤维及神经胶质构成。大脑

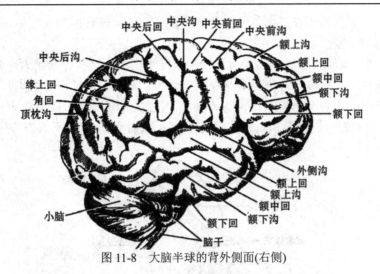

图 11-8 大脑半球的背外侧面(右侧)

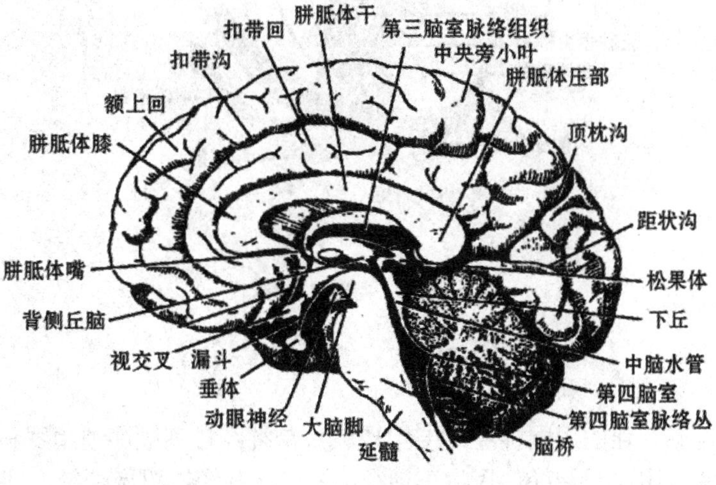

图 11-9 大脑半球的内侧面(右侧)

皮质有众多的神经元，有人估计约有 140 亿个神经元。神经元之间有着广泛的联系，这种联系形成复杂而广泛的神经环路。大脑皮质是高级神经活动的物质基础，皮质结构可对进入皮质的各种神经冲动进行分析、反应，构成思维和语言活动等高级神经活动的物质基础。

② 大脑皮质的功能定位：根据长期临床观察和实验研究，人类大脑皮质不同区域大都有不同的功能，这些不同的功能区称中枢。主要的大脑皮质主要中枢有：躯体运动中枢、躯体感觉中枢、听觉中枢、嗅觉中枢和视觉中枢。

(2) 基底核：为靠近大脑半球底部，包埋在大脑白质内的灰质核团，称基底核。基底核主要包括尾状核、豆状核和杏仁体等结构常将尾状核和豆状核合称为纹状体，有协调肌群运动和调节肌张力等功能。

　　(3) 大脑白质：又称大脑髓质，由大量的神经纤维构成，这些纤维绝大部分经过内囊(见图 11-10)。内囊位于尾状核、背侧丘脑与豆状核之间，是上、下行纤维密集而成的白质区。当内囊损伤广泛时，患者会出现对侧偏身运动障碍(因皮质脊髓束、皮质核束受损)，对侧偏身感觉丧失(因丘脑皮质束受损)和对侧视野偏盲(因视辐射受损)，即所谓的□三偏□综合征。

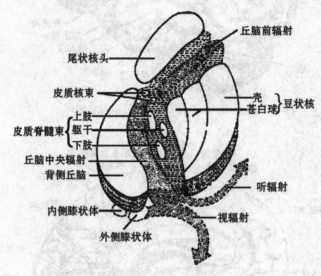

图 11-10　内囊结构模式图

二、脑神经

　　脑神经是指与脑相连的周围神经，共有 12 对。脑神经排列顺序惯用罗马数字表示，即 Ⅰ嗅神经，Ⅱ视神经，Ⅲ动眼神经，Ⅳ滑车神经，Ⅴ三叉神经，Ⅵ展神经，Ⅶ面神经，Ⅷ前庭蜗神经(位听神经)，Ⅸ舌咽神经，Ⅹ迷走神经，Ⅺ副神经，Ⅻ舌下神经。

第三节　脑和脊髓的被膜、脑室和脑脊液、脑的血管

一、脑和脊髓的被膜

　　脑和脊髓外面均有三层被膜，由外向内依次为硬膜、蛛网膜和软膜。硬膜厚而坚韧，蛛

网膜薄而透明，软膜紧贴脑和脊髓表面，并伸入脊髓和脑的沟裂之中。蛛网膜与软膜之间有许多小纤维束相连。蛛网膜与软膜之间的间隙，称蛛网膜下隙，内有脑脊液(见图11-11)。

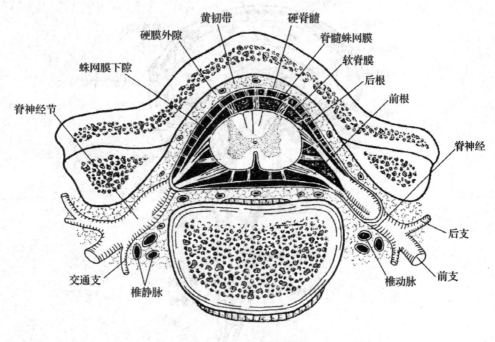

图 11-11　脊髓的被膜

二、脑室和脑脊液

(一) 脑室

脑室为脑内的腔隙。脑室内壁衬以室管膜上皮。脑室包括侧脑室、第三脑室和第四脑室。各脑室内都有脉络丛并充满脑脊液。

(二) 脑脊液及其循环

脑脊液由脉络丛产生。脑脊液主要位于脑室和脑、脊髓周围的蛛网膜下隙中，是无色透明的液体，有保护脑和脊髓免受外力震荡、维持颅内压和供给予脑和脊髓营养物质及运走其代谢产物的作用。

左、右侧脑室脉络丛产生的脑脊液，经左、右室间孔进入第三脑室，与第三脑室脉络丛产生的脑脊液一起，经中脑水管流入第四脑室，然后与第四脑室脉络丛产生的脑脊液一起经第四脑室正中孔和左、右第四脑室外侧孔流入蛛网膜下隙。脑脊液在脑蛛网膜下隙和脊髓蛛网膜下隙内流动，经蛛网膜粒渗透到硬脑膜窦(主要是上矢状窦)内，回流入静脉中。

脑脊液循环见图 11-12。

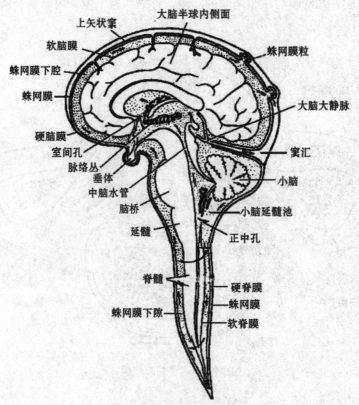

图 11-12 脑脊液循环

正常情况下，脑脊液的产生和回流是平衡的。当脑脊液循环受阻时，便可引起颅内压升高和脑积水，使脑组织受压发生移位，甚至出现脑疝危及生命。

三、脑的血管

(一) 脑的动脉
供应脑血液的动脉有颈内动脉和椎动脉。颈内动脉供应大脑半球和间脑的各前 2/3 部；椎动脉供应脑干和小脑，以及大脑半球和间脑的各后 1/3 部。颈内动脉和椎动脉对脑的分支可分为皮质支和中央支两类。皮质支主要分布于脑的皮质；也有少数支入近皮质的髓质浅层。

(二) 脑的静脉
脑的静脉不与动脉伴行，可分为浅、深静脉两种。浅静脉位于脑的表面，收集皮质及皮质下白质的静脉血；深静脉收集脑深部的静脉血。两种静脉均注入其附近的硬脑膜窦，最后静脉血经颅底颈静脉孔出颅。

第四节 自主神经系统和神经传导通路

一、自主神经系统

自主神经系统，又称内脏神经系统或植物性神经系统，它是整个神经系统的一个组成部分，主要分布于内脏、心血管和腺体。自主神经系统可分为中枢部和周围部。中枢部在脑和脊髓内，周围部包括内脏运动纤维和内脏感觉纤维，分别构成内脏运动神经和内脏感觉神经。

(一) 内脏运动神经

内脏运动神经和躯体运动神经一样，均受大脑皮质和皮质下各级中枢的控制和调节，两者在功能上相互依存、相互协调、相互制约，以维持内、外环境相对平衡。然而两者在形态结构和机能上有较大的差别。内脏运动神经有交感神经纤维和副交感神经纤维两种纤维，它们分别构成交感神经和副交感神经。大部分器官同时接受交感神经和副交感神经双重支配。

(二) 内脏感觉神经

内脏除有交感和副交感神经支配外，也有感觉神经分布。内脏感觉纤维通过中间神经元与内脏运动神经元相联系，形成内脏反射；内脏感觉纤维由中间神经元与躯体运动神经元相联系，形成内脏-躯体反射；内脏感觉纤维也经过一定的传导路至大脑皮质，产生内脏感觉，但其传导路至今还未完全明了。

二、神经传导通路

神经系统内传导某一特定信息的通路，又称传导通路。按照信息的传导方向可把神经通路分为上行性传导通路和下行性传导通路两种。

上行性传导通路主要是向高位中枢包括大脑皮层，输入感觉信息，又称感觉性神经通路。感觉传导通路包括来自皮肤的浅部感觉和深部感觉两类。浅部(皮肤)感觉有痛觉、温(度)觉和触(压)觉。深部感觉又称本体感觉，是来自肌、腱、关节的位置觉、运动觉和振动觉。

下行性传导通路主要是传递控制肢体及内脏运动的信息，又称运动性神经通路。此外，在中枢神经系统内还有实现中枢各部之间协调作用的环行传导的神经通路。

自 我 检 测

一、单项选择题

1. 神经元的基本结构是(　　)。
   A. 胞体和树突　B. 树突和轴突　　C. 胞体和突起　　D. 胞体和轴突
2. 中枢神经系内,神经元胞体聚集构成(　　)。
   A. 灰质　　　　　B. 皮质　　　　　C. 白质　　　　　D. 髓质
3. 第四颈髓平对(　　)。
   A. 第二颈椎　　B. 第三颈椎　　　C. 第四颈椎　　　D. 第五颈椎
4. 传导痛温觉的传导束是(　　)。
   A. 皮质脊髓束　B. 脊髓丘脑束　　C. 脊髓小脑束　　D. 红核脊髓束
5. 与脑干后面相连的脑神经是(　　)。
   A. 动眼神经　　B. 滑车神经　　　C. 三叉神经　　　D. 展神经

二、多项选择题

1. 脊髓的两个膨大为(　　)。
   A. 颈膨大　　　B. 胸膨大　　　C. 骶膨大　　　D. 尾膨大　　　E. 腰骶膨大
2. 反射弧的组成(　　)。
   A. 感受器　　　B. 传入神经　　C. 中枢　　　D. 传出神经　　E. 效应器
3. 下丘脑的组成(　　)。
   A. 视交叉　　　B. 灰结节　　　C. 乳头体　　　D. 漏斗　　　　E. 垂体
4. 大脑动脉环的围成(　　)。
   A. 大脑后动脉　B. 后交通动脉　C. 大脑前动脉　D. 前交通动脉　E. 颈内动脉
5. 分布与手的神经(　　)。
   A. 桡神经　　　B. 正中神经　　C. 尺神经　　　D. 腋神经　　　E. 肌皮神经

三、简答题

1. 简述脑脊液的产生、循环途径及功能。
2. 简述躯干、四肢本体觉和精细触觉传导路。
3. 简述面神经的纤维、主要分支及分布。